AF603236

DOCUMENTS

SCIENTIFIQUES ET ADMINISTRATIFS

Concernant l'emploi des Chlorures d'Oxides

ET SPÉCIALEMENT

DU CHLORURE D'OXIDE DE SODIUM,

OU

Liqueur de Labarraque,

Comme moyen d'assainissement des lieux insalubres, de désinfection des matières animales et de traitement de quelques-unes des maladies de l'homme et des animaux,

Recueillis

PAR L.-R. LE CANU,

PROFESSEUR TITULAIRE A L'ÉCOLE SPÉCIALE DE PHARMACIE DE PARIS,
Docteur en médecine, Membre de l'Académie royale de médecine et du Conseil de Salubrité du département,
CHEVALIER DE LA LÉGION D'HONNEUR, ETC.

« Si nombreuses que soient les applications des chlorures, elles sont pour la plupart la conséquence naturelle et en quelque sorte forcée, de l'action profonde que ces corps exercent sur les matières animales, tant une observation véritablement importante, peut être féconde en résultats. »

PRIX : 75 CENTIMES.

PARIS,
J.-B. BAILLIÈRE,
LIBRAIRE DE L'ACADÉMIE ROYALE DE MÉDECINE,
Rue de l'École-de-Médecine, 17.
ET CHEZ EBRARD, LIBRAIRE, PASSAGE DES PANORAMAS, 61.
1843

Imprimerie de Cosse et J. Dumaine,
rue Christine, 2.

C'est pour remplir la promesse faite par M. LABARRAQUE, mon beau-père, de publier les résultats obtenus de l'emploi de son chlorure d'oxide de sodium, qu'ont été réunis les documents suivants.

Ils feront sentir, je l'espère, l'importance des services rendus, par M. Labarraque, à l'hygiène et à la médecine.

LE CANU.

Paris, le 23 janvier 1843.

SOMMAIRE

DES PIÈCES COMPOSANT CETTE BROCHURE.

numéros d'ordre. pages.

1.—Extrait du procès-verbal de la séance générale, du 30 décembre 1822, de la Société d'encouragement pour l'industrie nationale. . . . 1

2.—Extrait du programme des prix décernés dans la séance publique du 20 juin 1823, par l'Académie des Sciences de l'Institut de France. . 2

3.—Lettre de M. le secrétaire général de la Société de médecine de Marseille, à M. Labarraque. 3

1re PARTIE.

HYGIÈNE PUBLIQUE ET PRIVÉE.

SECTION PREMIÈRE.

4.—Rapport de M. Robiquet, au nom des comités réunis des arts chimiques et des arts économiques de la Société d'encouragement. 4

5.—Extrait d'une lettre de M. le docteur Durand du Pesseau, relative à la désinfection d'un amphithéâtre d'anatomie. 6

6.—De l'emploi du chlorure d'oxide de sodium, dans un cas d'exhumation juridique, par M. le docteur Denis. 6

7.—M. Idt, pharmacien à Lyon, à M. Labarraque. 8

8.—Instruction concernant la levée des cadavres, leur exhumation et leur séjour dans les habitations. 9

9.—Rapport au conseil des hôpitaux de Paris, sur la désinfection des halles et des paniers à poissons, au moyen du chlorure d'oxide de sodium. 11

SOMMAIRE.

numéros d'ordre. pages

10.—Instruction concernant l'emploi du chlorure d'oxide de sodium, pour prévenir l'altération putride du poisson, de la viande de boucherie, du gibier, de la volaille, et pour désinfecter celles de ces matières qui seraient altérées.. 13

11.—Lettre de M. Loze, pharmacien, à M. Labarraque, concernant la désinfection d'une latrine. 15

12.—De l'emploi du chlorure comme désinfectant, pendant le curage d'un égout. 15

13.—Note sur la désinfection des puisards, ruisseaux, plombs, baquets à urine, latrines, etc. 16

SECTION DEUXIÈME.

14.—Le conseil général d'administration des hôpitaux, hospices et secours à domicile de Paris, à M. Labarraque. 17

15.—Observations relatives à l'emploi des chlorures, comme moyen d'assainissement de l'air. 18

16.—M. le Ministre de la guerre, à M. Labarraque. 20

17.—M. le Ministre de la marine et des colonies, au même. 21

18.—Note concernant la désinfection des eaux corrompues. 22

19.—Lettre de M. Michelot, administrateur de la Comédie-Française, à M. Labarraque. 23

20.—Instruction concernant l'assainissement des lieux dont l'air est vicié par le séjour d'un grand nombre d'individus, ou par le dépôt de matières animales en décomposition. 23

SECTION TROISIÈME.

21.—Relation d'une asphyxie produite par les émanations de matériaux retirés d'une fosse d'aisances, guérie au moyen du chlorure d'oxide de sodium. 26

22.—Observation d'une asphyxie produite pendant le curage d'un égout, guérie par ce même chlorure. 27

23.—Instruction concernant les précautions à prendre pour prévenir les accidents pendant la vidange des fosses, et pour empêcher l'altération des bronzes, de l'argenterie, etc., par les émanations qui s'en dégagent. 28

24.—Des précautions à prendre pour détruire le gaz hydrogène sulfuré, dans les établissements de bains sulfureux. 30

SECTION QUATRIÈME.

25.—Les intendants de la santé publique à Marseille, à M. Labarraque. 31

26.—Rapport de M. Lesseps, consul général de France en Syrie, sur l'emploi des chlorures contre la peste. 33

SOMMAIRE.

numéros d'ordre. — pages.

27.—M. Le Ministre de l'intérieur à M. Labarraque. 37

28.—Rapport adressé par M. le docteur Caporal, médecin de S. E. Joussouf pacha, à M. le consul général de France en Syrie. 38

29.—Lettre de M. Pariset, président de la commission médicale d'Égypte, à M. Labarraque. 41

30.—Lettre de M. Félix Darcet, membre de la commission médicale d'Égypte, à M. le comte de Lasteyrie. 44

31.—La commission médicale d'Égypte à S. Exc. Abdallah pacha. . . . 45

32.—Rapport de M. le docteur Robert, médecin du lazaret de Marseille, sur l'efficacité du chlorure d'oxide de sodium, contre le typhus nautique. 47

33.—Instruction concernant les mesures de précautions auxquelles pourrait être astreint, avant son entrée dans un port, tout navire porteur d'une maladie contagieuse. 50

34.—M. le Ministre de la guerre à M. Labarraque. 51

2e PARTIE.

MÉDECINE HUMAINE.

35.—De l'emploi du chlorure d'oxide de sodium, dans le traitement de quelques-unes des maladies de l'homme. 53

36.—Rapport au Conseil supérieur de santé du royaume, sur les chlorures d'oxides, par M. Pariset 56

3e PARTIE.

HYGIÈNE DES ANIMAUX.

De l'emploi du chlorure d'oxide de sodium pour préserver les chevaux de la morve, et pour assainir les écuries, étables, bergeries, porcheries, magnaneries, etc. 60

37.—Rapport fait à S. Ex. le Ministre de la guerre, par M. le général vicomte Talon, sur la désinfection par le chlorure d'oxide de sodium, numéros d'ordre. pages

des effets de harnachement imprégnés du virus morveux, et sur l'assainissement des lieux habités par des chevaux morveux. 60

38.—Lettre de M. le secrétaire général du ministère de la guerre, à M. l'éditeur du recueil de médecine vétérinaire. 64

39.—M. le Ministre de la guerre, à M. Labarraque. 65

40.—Instruction concernant l'assainissement des écuries, étables, bergeries, porcheries, etc., etc. 65

41.—Extraits de diverses lettres concernant l'assainissement des magnaneries. 67

4e PARTIE.

MÉDECINE VÉTÉRINAIRE.

42, 43, 44, 45, 46, 47, 48, 49, 50, 51, 52, 53, 54. — Observations relatives à l'emploi du chlorure d'oxide de sodium, contre les tumeurs charbonneuses et gangreneuses, le farcin, la morve des chevaux, etc.; la météorisation des bœufs, vaches, moutons; les indigestions des chevaux et des mulets; le fourchet, la limace, la clavelée ou claveau; le piétin ou clopin, besogne, panaris, mal blanc, crapaud, pourriture des pieds des bêtes à laine ou à cornes; le mal de bois des porcs; diverses maladies des poules, etc. . . . . 70 et suivantes.

55.—Circulaire de M. le conseiller d'État, directeur des travaux publics de Paris, à MM. les architectes de sa direction. 85

56.—Circulaire de M. le Ministre de l'intérieur, à MM. les préfets des départements. 86

DOCUMENTS

SCIENTIFIQUES ET ADMINISTRATIFS,

Concernant les chlorures d'oxides,

ET SPÉCIALEMENT

LE CHLORURE D'OXIDE DE SODIUM,

OU

Liqueur de Labarraque (1).

SOCIÉTÉ D'ENCOURAGEMENT

POUR L'INDUSTRIE NATIONALE.

N° 1.—*Extrait du procès-verbal de la Séance générale du* 30 *octobre* 1822.

« La Société d'encouragement avait mis au concours les questions suivantes :

1° Trouver un procédé chimique ou mécanique, pour enlever

(1) Voir, au sujet de cette double dénomination, la note de la page 7.

la membrane muqueuse des intestins, sans employer la macération et *en s'opposant à la putréfaction.*

2° Indiquer les moyens les plus simples et les plus économiques, de préparer les différentes espèces de cordes à boyaux, surtout les cordes destinées aux instruments de musique.

Attendu que de ces deux questions, la première et la principale, celle proposée par M. le conseiller d'Etat, préfet de police, et pour laquelle le prix a été fondé, se trouve complétement résolue par M. *Labarraque,* auteur du mémoire n° 1er, la commission vous propose de lui adjuger le prix en entier. »

Cette commission était composée de MM :

Le comte Berthollet, membre de l'Académie des Sciences;
Bréant, vérificateur des essais à la Monnaie;
Darcet, membre de l'Académie des Sciences;
Dartigues, membre du conseil général des Manufactures;
Despretz, professeur de chimie à l'école Polytechnique;
Mérimée, secrétaire perpétuel à l'école royale des Beaux-Arts;
Pelletier, professeur à l'école de Pharmacie;
Roard, membre du bureau consultatif des Arts et Manufactures;
Thénard, membre de l'académie des Sciences;
Vauquelin, membre de l'académie des Sciences;
Payen, manufacturier;
Et de M. le professeur Robiquet, rapporteur.

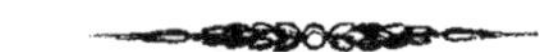

INSTITUT ROYAL DE FRANCE.

(ACADÉMIE ROYALE DES SCIENCES.)

N° 2. — *Extrait du programme des prix décernés dans la séance publique, du lundi 20 juin 1825.*

Conformément au testament de feu M. le baron Auguet de

Monthyon, la somme annuelle provenant du legs fait à l'académie des Sciences par ledit testateur, en faveur de ceux qui auront trouvé les moyens de rendre un art ou un métier moins insalubre, doit être employée en un ou en plusieurs prix, à décerner aux ouvrages ou découvertes qui auront paru dans l'année, sur les objets les plus utiles et les plus propres à concourir au but que s'est proposé le testateur.

En conséquence l'académie des Sciences accorde à M. Labarraque, pharmacien à Paris, un prix de *trois mille francs*, pour avoir démontré, par un grand nombre d'expériences, qu'on peut employer avec succès, économie et facilité, les chlorures d'oxides, pour détruire tout à coup les odeurs infectes de certaines matières animales, ainsi que pour assainir les lieux où l'air est corrompu.

N° 3. — *Société Académique de Médecine de Marseille.*

Le Secrétaire général, à M. LABARRAQUE, pharmacien à Paris.

18 mai 1826.

Monsieur,

La société me charge de vous annoncer qu'elle vous a décerné une médaille, pour l'importante découverte de l'emploi hygiénique et médical des chlorures. D'autres récompenses si flatteuses et si brillantes vous ont été accordées, que la société osait à peine vous offrir le tribut de sa reconnaissance; mais les médecins de province ne sont pas étrangers aux progrès de la science, et la société a regardé comme un devoir, de vous prouver l'intérêt qu'elle a pris à une découverte, à laquelle votre nom demeurera désormais attaché.

Agréez, Monsieur, etc.

Signé FABRE fils, D. M. P.

1re PARTIE.

HYGIÈNE PUBLIQUE ET PRIVÉE.

De l'emploi du Chlorure d'oxide de Sodium, ou liqueur de Labarraque.

SECTION Ire. — Soit pour détruire les odeurs fétides que répandent les matières animales en putréfaction ;

SECTION II. — Soit pour assainir les églises, les salles des tribunaux, les dortoirs des colléges, les casernes et corps de garde, les bâtiments de la marine royale et de la marine marchande, les hôpitaux, prisons et dépôts de mendicité, les théâtres, les amphithéâtres de dissection, les ateliers des boyaudiers, équarrisseurs, tanneurs, fabricants de colle, etc. ; les abattoirs, les garde manger, les boucheries et généralement tous les lieux dans lesquels la réunion d'un grand nombre d'individus vicie l'air, ou dans lesquels des matières animales plus ou moins disposées à la putréfaction, sont travaillées ou conservées ;

SECTION III. -- Soit pour prévenir les asphyxies dues aux émanations des fosses d'aisances et des égouts ; l'altération des bronzes, des dorures, de l'argenterie, des peintures par les mêmes émanations, et aussi les inconvénients résultant du dégagement du gaz hydrogène sulfuré, dans les établissements de bains ;

SECTION IV. — Soit enfin pour atténuer les effets des épidémies et des contagions.

Section 1re.

N° 4.—*Extrait du rapport lu par* **M. Robiquet**, *dans la séance générale du 30 octobre 1822, de la Société d'encouragement pour l'industrie nationale, au nom des Comités réunis des arts chimiques et des arts économiques.*

« Tous les moyens d'acquérir une pleine et entière conviction, à l'égard des propriétés désinfectantes du réactif de M. Labarraque, ont été fournis à votre commission.

Des expériences en petit furent d'abord faites chez ce pharmacien ; on avait choisi pour ces premiers essais, des intestins de divers animaux, extraits depuis six à huit jours, et déjà exhalant une odeur des plus fétides. Portion du réactif fut versée dans chaque terrine les contenant. A l'instant même la putridité disparut; à peine reconnaissait-on une légère odeur appartenant à la matière employée. Tous vos commissaires furent frappés de la promptitude de cette réaction ; elle est vraiment instantanée. Pour s'acquitter complétement du mandat qui lui était confié, la commission désira que les expériences fussent répétées en grand. M. Milan, établi à Clichy, voulut bien mettre sa boyauderie à notre disposition. Quatre commissaires s'y réunirent, MM. Mérimée, Darcet, Payen et moi.

Une vingtaine de tonneaux s'y trouvaient, remplis d'intestins de deux trois et quatre jours. La température atmosphérique était très élevée; et la fermentation putride marchait si rapidement, qu'il fallait une sorte de courage, je ne dirai pas pour rester dans cet atelier, mais seulement pour le traverser, tant la puanteur était forte.

Néanmoins M. Labarraque fit d'abord laver les dalles du sol; il versa ensuite dans chaque tonneau une quantité convenable de son réactif, agita pour que le mélange fût exact ; et après avoir fermé tout l'atelier, on pratiqua une fumigation de chlore, pour atteindre les exhalaisons encore répandues dans l'atmosphère. Cela fait, on ouvrit portes et fenêtres, et lorsque l'atelier fut bien aéré, nous y entrâmes pour nous assurer de l'effet produit sur ces masses d'intestins entassés dans les tonneaux. Nous trouvâmes, comme dans les expériences précédentes, l'odeur annulée, et il nous fut possible alors de rester longtemps dans l'atelier, sans le moindre dégoût. »

(*Bulletin de la Société d'encouragement*, année 1822.)

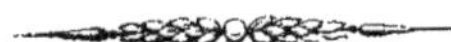

N° 5. — *Extrait d'une lettre de M. le docteur* Durand du Pesseau, *à M. Labarraque, concernant la désinfection d'un amphithéâtre d'anatomie.*

7 octobre 1825.

« Dans le mois d'août 1825, il se déclara à Poitiers (Vienne), dans la caserne Sainte-Catherine occupée par de l'infanterie, une maladie s'annonçant avec tous les caractères du typhus, et à laquelle succombèrent un grand nombre de soldats; la chaleur était excessive; nous faisions plusieurs autopsies par jour, et leur donnions tous les soins et tout le temps que réclamait le vif intérêt qu'elles nous inspiraient. Les puits et les pompes de l'hôpital ne donnant plus d'eau, les tables et l'amphithéâtre de l'hôpital restaient sans être lavés. Or, cet amphithéâtre est peu spacieux, et des 3 fenêtres qui l'éclairent, l'une donne sur la rue. L'odeur infecte qui s'en échappait était telle, qu'on évitait de passer par cette rue, et que les habitants des maisons voisines, obligés de tenir leurs fenêtres constamment fermées, me communiquèrent une pétition qu'ils adressaient aux autorités, pour qu'on fît cesser des travaux qui ne manqueraient pas, disaient-ils, de porter la mort chez eux. Nous fîmes à plusieurs reprises, laver les murailles, le plafond, les pavés et les tables, avec de l'eau chargée de chlorure; la désinfection fut complète, le garçon d'amphithéâtre, qui, jusqu'à ce moment, redoutait d'y entrer, ne pouvait revenir de sa surprise, et nous pûmes continuer nos travaux avec sécurité, et si peu d'odeur, que nos voisins crurent que notre amphithéâtre ne recevait plus de cadavres. »

N° 6. — *De l'emploi du chlorure d'oxide de sodium pour se préserver des émanations, dans un cas d'exhumation juridique, par M. le docteur* Denis.

29 mars 1826.

J'ai eu l'occasion de faire une expérience analogue à celle

déjà faite avec un plein succès par M. Orfila, en août 1823, lors de l'exhumation du corps de l'épicier Boursier, après 32 jours d'inhumation.

Pendant les grandes chaleurs de 1825, je fus à Créteil, près Paris, avec M. le procureur du roi et M. le juge d'instruction, pour faire l'exhumation d'un enfant enterré depuis plusieurs jours. Cet enfant, qui appartenait à des parents très pauvres, avait été enseveli dans un simple chiffon, et n'avait été couvert que par une légère couche de terre. Aussitôt qu'il fut retiré de la fosse, il se répandit dans le cimetière une odeur insupportable, au point qu'il n'était presque pas possible d'en approcher. Je fis laisser le cadavre, qui était dans un état complet de putréfaction, quelques instants en plein air. Pendant ce temps, je mis une demi-bouteille de chlorure d'oxide de sodium dans un seau d'eau; j'en fis aussitôt plusieurs aspersions sur les linges qui enveloppaient le cadavre, et à l'instant l'odeur fut détruite comme par enchantement, et il nous fut facile de procéder à l'autopsie, sans éprouver la moindre incommodité. Les linges ayant été enlevés, je fis de nouvelles aspersions sur le cadavre, et l'odeur de celui-ci disparut aussitôt. En un mot, au moyen de la liqueur dont il vient d'être parlé, je ne fus pas plus incommodé par l'odeur, que si j'eusse opéré sur un sujet mort de la veille. Il est bon de dire, que MM. les magistrats purent facilement s'approcher du cadavre, et suivre de très près l'opération, sans qu'ils aient senti la moindre odeur, autre que celle du chlorure lui-même. Grâce donc à l'emploi de la liqueur de M. Labarraque(1),

---

(1) La dénomination de liqueur de Labarraque qu'emploie M. le docteur Denis, et qu'ont plus tard adoptée plusieurs auteurs, est infiniment préférable à celle de chlorure d'oxide de sodium. En effet, le produit dont il est ici question, ne constitue pas une simple dissolution dans l'eau, de chlorure d'oxide de sodium, ou de la combinaison qui lui correspond (les chimistes n'étant même pas d'accord sur la nature intime de ce composé, que les uns considèrent comme un chlorite, les autres comme un hypo-chlorite, les autres encore comme un véritable chlorure d'oxide); il contient, abstraction faite du composé chloré qui le constitue essentiellement, du carbonate de soude et du chlorure de sodium.

l'autopsie put être faite convenablement : la justice fut éclairée; et je pus démontrer, à ma grande satisfaction, qu'il n'y avait point eu de coupables.

Nota. Dans leur rapport au conseil de salubrité, sur l'exhumation faite par eux, le 16 août 1830, de 43 cadavres déposés dans les caveaux de l'église Saint-Eustache, à la suite des journées de juillet ; MM. Parent Duchâtelet et Labarraque, ont décrit avec détails cette pénible et difficile opération, dans laquelle l'emploi du chlorure fit également disparaître toute fétidité.

N° 7.—M. Idt, *pharmacien à M. Labarraque.*

Lyon, le 4 août 1825.

« Pendant tout le mois de juillet, le thermomètre s'est constamment soutenu à 34 degrés, et les cadavres, peu d'heures après la mort, répandaient une odeur tellement infecte, que pendant la messe que l'on célèbre pour le repos de leurs âmes, les prêtres et les assistants oublièrent, les uns la résignation de leur ministère, les autres leurs douleurs, pour se plaindre et se boucher les narines. Le chirurgien-major du grand Hôtel-Dieu, M. Gensoul, craignant avec raison, que des émanations aussi méphitiques n'occasionnassent une épidémie, a proposé à M. le maire, de faire verser sur le linceul, un verre de votre solution, par le commissaire de police, au moment où il ouvre le cercueil pour y constater la présence du corps. M. le maire a sur-le-champ fait adopter la proposition du docteur, et le succès a été on ne peut plus satisfaisant. Aussi le *Journal du Commerce* de Lyon, en rapportant le fait, a-t-il émis le désir de voir généralement employé un procédé aussi simple et aussi utile. »

Signé Idt.

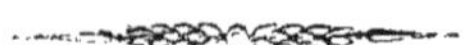

N° 8. — *Instruction concernant la levée des cadavres, leur exhumation et leur séjour dans les habitations.*

Avant d'approcher d'un cadavre en putréfaction, pour en opérer la levée, il faudra se procurer un baquet dans lequel on mélangera de l'eau et du chlorure. (Une bouteille de chlorure d'oxide de sodium pour douze bouteilles d'eau.) On déploiera ensuite un drap, que l'on trempera dans cette eau chlorurée, de manière à pouvoir le retirer avec facilité, et surtout à pouvoir l'étendre promptement.

A cet effet, deux personnes ayant la précaution de ne pas se placer sous le vent, qui chasserait vers elles les émanations, ouvrent le drap, l'enfoncent dans le liquide, en tenant les bouts qui sont posés sur les bords du baquet; puis, quand il est bien mouillé, le retirent et l'étendent sur le cadavre.

Bientôt après l'odeur putride cesse, pour ne plus se montrer, tant qu'on a le soin de tenir le drap imbibé d'eau chlorurée.

S'il s'était écoulé sur le sol, du sang ou tout autre liquide provenant du cadavre, on verserait dessus ce sang ou ce liquide, un ou deux verres d'eau chlorurée, puis on frotterait avec un balai.

Cette dernière opération ne devra toutefois pas être faite, ainsi qu'il vient d'être dit, dans le cas où les liquides répandus sur le sol pourraient devenir l'objet d'une analyse chimique; alors on en recueillerait avec soin la plus grande quantité possible, et ce ne serait qu'après, que l'on procéderait à la désinfection du sol, au moyen de l'eau chlorurée.

Dans le cas où l'on aurait à procéder à une exhumation, les fossoyeurs, toujours en évitant autant que possible de se placer sous le vent, devront arroser avec de l'eau chlorurée, préparée comme il a été dit ci-dessus, la terre qui enveloppera le corps, même se mouiller les mains et le visage, avec cette solution chlorée étendue de beaucoup d'eau, renouveler les arrosages sur chaque nouvelle couche de terre mise à découvert, et surtout sur le corps ou sur le cercueil qui l'enveloppera, dès qu'ils les apercevront. Si d'ailleurs ce dernier est entier, de telle sorte que les émanations délétères s'y soient accumulées, avant de l'ouvrir, les fossoyeurs auront à y faire pénétrer, au moyen d'un trou, ou de toute autre manière, quatre à cinq verres d'eau chlorurée.

D'une manière générale, pendant toute la durée de l'opération, ils devront s'attacher à rester constamment enveloppés d'une atmosphère légèrement chargée de chlore, destiné à détruire toutes les odeurs fétides dégagées du cadavre.

Des précautions analogues seront prises, lors du séjour forcé dans une habitation, d'un corps en putréfaction. Ce corps ou le cercueil qui le renferme, seront tenus constamment et complétement recouverts d'un drap, mouillé d'un mélange de douze parties d'eau pour une de chlorure; et par surcroît de précaution, on maintiendra dans la chambre mortuaire des vases à larges surfaces, en partie remplis de cette même solution.

A ce sujet, M. Labarraque rapporte le fait suivant :

En janvier 1823, je fus prié par une famille peu aisée, de faire en sorte de rendre son habitation supportable. Il y avait vingt-sept heures que le grand-père était décédé, et son corps ne pouvait être inhumé que le lendemain. Cinq personnes occupaient avec lui une chambre de dix-huit à vingt pieds.

Je fis mettre une bouteille de chlorure dans un seau d'eau, je trempai un drap dans ce mélange, puis aidé d'un de mes élèves, j'étendis le drap mouillé sur le cadavre; la putréfaction cessa subitement. Le restant du chlorure servit à arroser le drap à diverses fois, pendant la nuit. La croisée qui, jusqu'alors était restée ouverte, fut fermée, et toute la pauvre famille put demeurer dans la chambre sans incommodité.

N° 9.—*Extrait du rapport adressé au Conseil des hôpitaux de Paris, sur l'emploi du chlorure d'oxide de Sodium, pour désinfecter les Halles et les paniers qui servent à la vente du poisson; par* M. Henry, *chef de la Pharmacie centrale des hôpitaux et hospices civils de Paris.*

Les halles de Paris, celles surtout où l'on vend le poisson et les issues de porcs, exhalaient, à certaines époques de l'année, une odeur tellement putride, que les habitants du voisinage éprouvaient des craintes pour leur santé. On avait également remarqué, que les paniers qui servent à la vente du poisson, avaient, à la longue, et malgré les lavages journaliers, contracté une fétidité tellement pénétrante, que le poisson frais qui séjournait dessus, même quelques instants, s'altérait promptement, et que, pendant les chaleurs, ces paniers amoncelés dans une des travées de la halle, répandaient au loin une infection insupportable.

L'administration générale des hôpitaux de Paris, invita le chef de la pharmacie centrale, à se concerter avec M. Labarraque, à l'effet de désinfecter ces divers établissements, et principalement les paniers en osier qui y sont employés.

La première opération se fit à la pharmacie centrale, sur 24 paniers infectés; on procéda de la manière suivante :

Douze paniers furent mis à tremper dans l'eau ordinaire pendant vingt-quatre heures, afin de séparer la matière gélatineuse qui les couvrait de toutes parts. Cette macération fit gonfler tellement cette matière, qu'elle put être enlevée assez facilement par le frottement, et à l'aide d'un balai de bouleau. Ce premier lavage opéré, on immergea les paniers dans l'eau pure, et on les fit sécher. Malgré le lavage exact, ils continuaient d'exhaler une odeur infecte, même après leur exposition et leur dessiccation à l'air : on eut donc recours au chlorure d'oxide de sodium. On mit dans un baquet, 140 litres d'eau et 1 kilogramme 500 grammes de chlorure à douze degrés de densité, puis on y trempa les douze paniers, et, au moyen d'une brosse de chiendent, on sépara toute la matière fétide complétement détruite. Après un quart d'heure d'immersion, les paniers sortirent parfaitement sans odeur.

Dans cette circonstance, l'alcali du chlorure d'oxide de sodium présenta l'avantage de saponifier la matière grasse qui avait pénétré l'osier.

Les essais faits à la Pharmacie centrale, ayant produit des résultats avantageux, l'administration s'est déterminée à entreprendre la désinfection de plus de 600 paniers, qui étaient comme abandonnés à cause de leur odeur fétide.

En conséquence, le 17 août, M. Labarraque, M. Henry, deux pharmaciens aides et trois garçons de laboratoire, ont procédé, en présence de M. Duplay, administrateur des hôpitaux, de M. le commissaire de police de la Halle et de MM. les inspecteurs des marchés, à la désinfection desdits paniers.

Cent paniers avaient été mis à tremper pendant deux heures; dans l'espace de trois heures on est parvenu à les nettoyer complétement, à les immerger dans 300 litres d'eau chargée de 3 kil. de chlorure, à les frotter avec une brosse de chiendent, et à les passer ensuite dans une eau ordinaire. Ce travail fut continué chaque jour, jusqu'au 26 août, avec un succès parfait. Pendant le mois de septembre, on a trempé tous les jours les paniers qui avaient servi le matin, en employant moitié moins de chlorure et moins de temps; de sorte qu'on est certain aujourd'hui de l'effet de ce moyen de désinfection.

Quant aux parties des halles qui exhalaient, surtout pendant l'été, une odeur fétide, et étaient alors abandonnées; après plusieurs lavages à l'eau tenant sur cent parties une partie de chlorure, on est parvenu à détruire la cause des exhalaisons putrides, et l'on peut aujourd'hui sans danger, séjourner dans ces différentes parties, dont l'approche était redoutable.

(*Journal de pharmacie*, t. II, p. 212.)

N° 10. — *Instruction concernant l'emploi du chlorure d'oxide de sodium, pour prévenir l'altération putride du poisson, de la viande de boucherie, du gibier, de la volaille, et pour désinfecter celles de ces matières qui seraient gâtées.*

Suivant M. Labarraque, on retarderait de beaucoup l'altération putride du poisson, de la viande de boucherie, du gibier, de la volaille, et des autres matières animales que l'on conserve fraîches pour les besoins de la table, en les plaçant dans un lieu convenable, exposées aux émanations du chlorure d'oxide de sodium.

D'un autre côté, on leur enlèverait toute la mauvaise odeur provenant d'un commencement d'altération putride, en les plongeant, pendant quelques minutes, dans l'eau chargée d'une petite quantité de ce même chlorure.

En 1823, dit-il dans une note sur le chlore et ses composés, l'équipage d'un navire du commerce, naviguant dans la mer des Indes, amplement pourvu de substances alimentaires conservées par la méthode d'Appert, vit ces substances s'altérer à tel point, que chaque boîte, lorsqu'on l'ouvrait, repandait une odeur qui infectait tout le navire. D'abord on se contenta d'arroser la partie du navire qui les contenait, avec de l'eau chlorurée, qui fit disparaître l'infection, sans toutefois que les matières dont elle provenait pussent être utilisées; mais l'idée étant venue de verser dans les boîtes, immédiatement après les avoir ouvertes, quelques gouttes de chlorure d'oxide de sodium, dès ce moment les substances alimentaires purent être employées après leur cuisson, aussi bien que si elles n'eussent jamais éprouvé d'altération.

S'il s'agissait de préserver des matières animales de la putréfaction, on les suspendrait, en faisant en sorte qu'elles ne se touchassent pas et fussent libres de tous côtés, dans des lieux convenablement disposés, c'est-à-dire aussi frais que possible et parfaitement ventilés, à cet effet, à l'abri du soleil et percés d'ouvertures permettant à l'air de s'y renouveler constamment, et l'on placerait auprès d'elles, dans des vases à larges surfaces et peu profonds (des assiettes conviennent parfaitement), du chlorure étendu de neuf à dix fois son poids d'eau, en ayant le soin de le renouveler de temps en temps.

On pourrait aussi, les envelopper de linges imbibés d'eau chlorurée.

Les assiettes qui auraient contenu le chlorure, pourront sans inconvénient, servir à tous autres usages, après avoir été bien lavées, ou mieux mises à tremper dans l'eau pendant quelque temps, et la solution qu'on aura changée, servira à arroser le sol de la pièce dans laquelle seront placées les matières animales à conserver.

S'il s'agissait de faire perdre à des matières animales, la mauvaise odeur qu'elles auraient contractée, on verserait dans un vase en faïence, en terre ou en bois (une soupière, une terrine, un seau), une quantité d'eau suffisante pour qu'elles y pussent plonger tout entières; on ajouterait à l'eau un quarantième de chlorure d'oxide de sodium (un verre de chlorure pour 40 verres d'eau, ou une bouteille pour 40 bouteilles) on remuerait afin de bien mélanger les deux liquides, puis dans ce mélange on plongerait les matières à désinfecter après les avoir privées de leurs peaux ou de leurs plumes, au cas où, semblables aux lièvres, aux perdrix, etc., elles seraient recouvertes de poils ou de plumes que l'eau mouille mal. On les y maintiendrait pendant environ une minute, après quoi on les en retirerait, pour finalement les débarrasser de l'eau chlorurée qui les avait imprégnées, en les plongeant à plusieurs reprises dans de nouvelle eau pure, et chaque fois les secouant, de manière à faire tomber celle qu'elles avaient entraînée.

N° 11.—*Extrait d'une lettre adressée à* M. Labarraque, *par* M. Loze, *pharmacien.*

Bordeaux, le 10 décembre 1825.

Je crois, mon cher confrère, que vous apprendrez avec plaisir que M. le préfet, voulant mettre à profit l'emploi des chlorures, comme désinfectants, m'a choisi pour faire les expériences. Elles ont eu lieu en présence d'un commissaire spécial, de MM. les médecins chargés du service de santé du fort du Hâ, et de M. l'ingénieur du département;

En voici les résultats :

La grande latrine où vont habituellement 150 ou 200 détenus, infecte à vingt-cinq pas. Après avoir fait une aspersion et une lotion avec du chlorure d'oxide de sodium étendu d'eau, à l'instant même, ces messieurs et moi, y sommes entrés sans ressentir l'odeur qui nous avait d'abord repoussés. Même résultat dans les cachots, où les miasmes délétères étaient si forts, que nous ne pûmes y entrer, qu'après avoir fait une lotion. Un misérable galérien de corvée nous avoua que notre opération le rappelait à la vie.

Je dois vous dire, que les prisonniers ont leurs latrines dans le cachot qu'ils occupent, et répandent eux-mêmes une odeur insupportable qui augmente encore celle de ce lieu mal aéré.

. . . .

Signé Loze.

N° 12.—*Emploi du chlorure, comme désinfectant, pendant le curage d'un égout, par* M. Labarraque.

M. Paulin, régisseur de l'administration générale du canal Saint-Martin, s'est présenté chez moi le 11 août 1825, pour réclamer de la part de M. Bérard, vice-président du conseil de salubrité de la ville de Paris, du chlorure avec la manière d'en faire usage, pour opérer la désinfection d'une portion de l'égout Amelot, où plusieurs ouvriers étaient tombés asphyxiés la veille. J'offris mon assistance pour l'opération projetée, elle fut acceptée.

Je fis placer non loin de l'égout, un baquet contenant du chlorure étendu d'eau. Un seau de ce liquide fut mis à côté des ouvriers occupés à démolir le mur, et ceux-ci, au moment d'enlever les démolitions, lavaient leurs mains, leurs bras, mouillaient leurs narines avec de l'eau chlorurée. De leur côté, les égouttiers prenaient les mêmes précautions en enlevant la vase, qui, jetée à quelques pieds au-dessus de leur tête et de la mienne, était aspergée avec la dissolution de chlorure, puis lancée par un ouvrier, sur la surface du sol. Cette vase, au moyen d'un nouvel arrosage, y était encore désinfectée.

L'opération a duré plus de quatre heures, sans qu'il soit survenu aucun accident. Soit déférence pour moi, soit peut-être, parce que j'ai fait passer dans leur esprit ma conviction sur l'efficacité du désinfectant employé, ces ouvriers ont été dociles à mes conseils; la sécurité dans laquelle ils m'ont vu, pendant tout le temps de leur pénible travail, tenant seulement un flacon de chlorure à la main et quelquefois sous le nez, a pu y contribuer aussi. Cependant nous étions dans un égout infecté, depuis plus de quarante ans livré à lui-même, par le juste effroi qu'il inspirait à l'autorité, et dans lequel huit ouvriers furent asphyxiés peu de temps après y avoir pénétré. »

N 13. — *Note sur la désinfection des puisards, des ruisseaux, des plombs, des baquets et autres vases à urine, des latrines.*

Aussi bien que les égouts dont il vient d'être parlé, les puisards, les ruisseaux infects, les plombs, etc., seraient désinfectés par des lavages, avec du chlorure étendu d'environ cinquante fois son poids d'eau. Il en serait de même des baquets et vases à urine.

Quant aux latrines, on devra, une fois chaque jour, en laver à fond le siège et le sol, avec de l'eau contenant un soixantième de chlorure, en faisant succéder à ce lavage un lavage à l'eau pure, du moins sur le siége, car il sera bon, au contraire, de ne pas entraîner la portion d'eau chlorurée qui recouvrirait le sol, après le balayage. De plus, on y devra placer sur des tablettes où elles ne puissent être renversées, une ou plusieurs assiettes ou cuvettes contenant de l'eau chlorurée, qu'on renouvellera de temps à autre.

Ces moyens d'assainissement seront principalement utiles, pour les latrines dans lesquelles de mauvaises dispositions, notamment un défaut de ventilation, entretiendraient de la fétidité, quelque soin que l'on en prît.

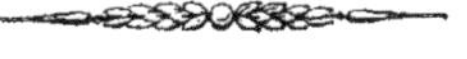

Section 2e.

Nº 14. — *Le conseil général d'administration des hôpitaux, hospices et secours à domicile de Paris, à* M. Labarraque.

Paris, 15 novembre 1823.

Monsieur,

Le membre de la commission administrative chargé des hospices et de l'amphithéâtre d'anatomie, a rendu compte au conseil général, des expériences qui ont été faites en sa présence, et des heureux effets obtenus de l'emploi du réactif dont vous êtes l'auteur.

Le conseil général, persuadé que l'emploi de ce réactif aura le grand avantage de préserver les élèves qui se livrent à l'étude de la science médicale, de l'influence des miasmes délétères, si communs dans les amphithéâtres d'anatomie, et que ce procédé pourra recevoir dans les hôpitaux plusieurs applications utiles, m'a chargé de vous faire ses remerciements.

J'ai l'honneur, etc.

Signé baron De la Bonnardière.

N° 15.—*Observations relatives à l'emploi des chlorures d'oxides, comme moyen d'assainissement de l'air.*

Dans une note additionnelle au rapport dont il sera question plus loin, M. Pariset s'exprime ainsi : « Des expériences ont été faites sous mes yeux, par M. Labarraque, dans quelques-unes des salles les plus infectes de l'hospice de Bicêtre, soit de la division des bons pauvres, soit de la division des aliénés. L'efficacité des chlorures a été aussi rapide et aussi complète qu'il est permis, non-seulement de le souhaiter, mais encore de l'imaginer. La désinfection a été instantanée; les malades eux-mêmes y ont applaudi. »

Lors d'une épidémie de rougeole, qui en quelques jours avait atteint 159 élèves de la maison royale de Saint-Denis, M. le docteur Allard, membre de l'Académie de médecine, médecin en chef de la maison, fit pratiquer dans les dortoirs et dans les salles d'étude, des arrosages avec du chlorure très étendu d'eau ; A partir de ce moment, deux nouvelles élèves seulement furent atteintes.

M. l'agent de surveillance de l'Hospice des orphelins, écrivait, le 21 mai 1830, à M. Labarraque : « Je ne puis mieux reconnaître votre bienveillance, qu'en vous disant combien votre liqueur a fait de bien à nos enfants. M. le docteur Kapeler l'emploie avec succès, pour assainir les infirmeries en l'y répandant, afin de neutraliser le mauvais air dont les soins les plus attentifs ne préservent pas toujours. »

Le chlorure, comme moyen de purification de l'air au sein duquel ils respiraient, a pu également être utile à des malades affectés de certains asthmes. A cet égard, voici un fait curieux relaté par M. Labarraque.

« M. Le comte *** vint un jour me demander si je pensais que le chlorure pût rendre sa respiration plus libre. Ma réponse fut celle-ci : « Je ne veux ni ne puis faire la médecine, mais depuis plusieurs années, je porte mes réflexions sur la chimie animale, et j'ai songé à la maladie dont vous êtes affecté. Si l'organe respiratoire est plus ou moins impressionnable aux émanations animales, suivant le tempérament des individus, comme nous voyons par exemple, l'organe de l'odorat très différemment affecté chez divers sujets, transmettre aux uns des migraines, même des syncopes, sous l'impression d'une odeur agréable pour d'autres, ne pourrait-il pas se faire, que certains malades qui respirent avec peine dans un air impur, fussent plus à l'aise au sein d'un air rendu plus salubre? Si vous êtes doué de cette susceptibilité de l'appareil respiratoire, et si votre asthme ne tient pas à une cause autre que celle à laquelle je crois pouvoir l'attribuer, votre sifflement pourra cesser, votre malaise disparaître, en plaçant, par exemple, dans une assiette, sous votre lit, un verre à liqueur de chlorure étendu de dix fois son poids d'eau, autant sur la cheminée de votre appartement, et le renouvelant tous les jours.

Quelques semaines plus tard, le malade vint me remercier, et m'annoncer que l'emploi de mon remède avait à tel point amélioré son état, qu'il pouvait garder le lit; ce qu'il n'avait pu faire depuis longtemps.

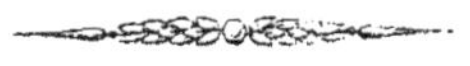

N° 16. — MINISTÈRE DE LA GUERRE.

A M. Labarraque, *pharmacien à Paris.*

7 août 1824.

Monsieur,

J'ai reçu la lettre que vous m'avez fait l'honneur de m'écrire, le 20 juillet dernier, et dans laquelle vous m'indiquez, comme pouvant être employés avec succès dans les casernes, corps de garde et salles des hôpitaux, les procédés que vous avez mis en usage pour détruire les émanations putrides qui se développent par la décomposition des matières animales. Le conseil de santé militaire, à qui j'ai cru devoir faire donner communication de votre lettre, reconnaît toute l'importance de votre découverte, et en rend le témoignage le plus favorable.

Des essais de votre procédé ont été faits à l'hôpital militaire de Picpus, et dans plusieurs autres établissements dépendants du ministère de la guerre; leurs résultats n'ont laissé aucun doute sur son efficacité. Le conseil de santé s'est même empressé de communiquer votre formule à MM. les officiers de santé en chef de l'armée d'Espagne.

Je ne puis que vous remercier des observations que vous avez bien voulu me communiquer, et je vous serai infiniment obligé de me faire connaître tous les nouveaux moyens que vous croirez propres à atteindre, avec sûreté et économie, le but que vous vous proposez.

J'ai l'honneur d'être, etc.

Pour le Ministre Secrétaire d'Etat de la guerre,

Le conseiller d'Etat, directeur général,

Signé vicomte DE CAUX.

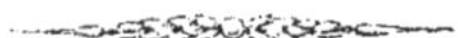

N° 17.—MINISTÈRE DE LA MARINE ET DES COLONIES.

A M. Labarraque, *pharmacien à Paris.*

Paris, le 5 juin 1824.

Monsieur,

J'ai reçu, le 12 avril dernier, la lettre que vous m'avez fait l'honneur de m'écrire pour me prier de faire essayer, tant dans les hôpitaux maritimes qu'à bord des bâtiments du roi, le procédé de désinfection que vous avez découvert.

M. Keraudren, inspecteur général du service de santé de la marine, m'a rendu le compte le plus satisfaisant de ce procédé. Il m'a fait connaître, en même temps, que vous vous étiez empressé d'exécuter sous ses yeux, diverses expériences qui semblent démontrer, que vos préparations ont aussi la propriété de désinfecter les eaux corrompues, et qu'elles pourraient être fort utiles, sous ce rapport, à bord des bâtiments qui ne sont pas pourvus de caisses en fer, pour la conservation de l'eau douce.

Je consens donc très volontiers à ordonner les essais que vous demandez à cet égard.

. . . .

. . . .

Veuillez recevoir, etc.

Le pair de France, Ministre Secrétaire d'Etat au département de la marine et des colonies.

Signé marquis DE CLERMONT-TONNERRE.

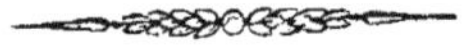

N° 18. — *Note concernant la désinfection des eaux corrompues.*

Parmi les expériences faites en présence de M. l'inspecteur général du service de santé, celle-ci a été l'une des plus curieuses.

On a fait prendre de l'eau, dans le ruisseau d'une rue presque exclusivement habitée par des chiffonniers et des fabricants de chapeaux; on l'a enfermée dans un flacon de quatre pintes, après y avoir lavé un poisson pourri, puis elle a été abandonnée à elle-même, durant huit jours et au soleil. Lorsque l'on ouvrit le flacon, une odeur extrêmement fétide s'en exhala. On partagea en deux portions égales le liquide qu'il contenait, et dans l'une, on ajouta du charbon animal en poudre; dans l'autre, quelques gouttes seulement de chlorure. La première portion, fortement agitée, conservait encore beaucoup de fétidité; l'autre, qui s'était légèrement colorée, ce que M. Labarraque attribua à la présence d'un des principes du bois d'Inde, dont les chapeliers font usage pour teindre les chapeaux, était complétement désinfectée. Son goût était semblable à celui de l'eau ordinaire; seulement, elle avait conservé une très légère odeur de chlore, que l'agitation et l'exposition à l'air firent bientôt disparaître. La très minime quantité de chlorure nécessaire à la désinfection, sa conversion en chlorure de sodium ou sel marin, par suite même de son action sur les matières putrides, font penser à M. Labarraque, que ce mode de désinfection des eaux pourrait être employé avec succès, au moins dans les campagnes, où les bestiaux vont souvent boire dans des mares et des ruisseaux, de l'eau corrompue par le séjour du cadavre de quelque animal qui s'y serait noyé, du chanvre mis à rouir, ou par toute autre cause. Il suffirait, pour la désinfecter, d'y mélanger quelque peu de chlorure.

N° 19.—A M. Labarraque, *pharmacien, rue Saint-Martin,* 69, *à Paris.*

Paris, le 6 novembre 1825.

Monsieur,

J'ai pensé que l'emploi des chlorures pourrait servir à l'assainissement des théâtres, et encouragé dans ce dessein par l'approbation de M. le docteur Marc, la salle et le Théâtre-Français, ont été arrosés un jour de représentation gratuite; aucune odeur ne s'est manifestée pendant le spectacle; l'air qu'on a respiré était aussi pur que celui qu'on avait respiré la veille. Je suis charmé d'avoir à joindre ce bon témoignage à tous ceux que méritent vos produits; il serait à souhaiter, dans l'intérêt public, que toutes les administrations théâtrales en fissent usage pour détruire l'influence de l'air fixe, et souvent délétère, contenu dans les salles de spectacle.

J'ai bien l'honneur d'être, etc.

Signé P. Michelot,

Pensionnaire du roi, membre et administrateur de la Comédie-Française.

N° 20. — Instruction concernant l'emploi du chlorure d'oxide de sodium, comme moyen d'assainissement des lieux dont l'air est vicié par le séjour d'un grand nombre d'individus, ou par le dépôt de matières organiques en décomposition.

Des arrosages avec de l'eau chargée de chlorure d'oxide de sodium, et plus ou moins fréquents, plus ou moins abondants, suivant la susceptibilité des personnes qui s'y trouvent; mieux encore des lavages; le séjour de vases contenant un semblable mélange, contribueront à l'assainissement des lieux dont l'air aurait été vicié par les émanations d'un grand nombre d'individus, ou par celles de matières organiques en décomposition putride.

Ces arrosages seront faits comme de coutume, avec cette différence, que l'on remplacera l'eau ordinaire par de l'eau mélangée d'environ un soixantième, même un centième de son poids de chlorure. On n'aura point à redouter ses émanations, pour les dorures, non plus que pour les peintures; mais on devra éviter de la verser sur des étoffes coloriées dont elle pourrait altérer les couleurs, sur des boiseries vernies dont elle pourrait ternir l'éclat, en attaquant la matière résineuse qui les recouvre.

A leur tour, les lavages lorsqu'ils seront praticables, par exemple sur le sol des pièces pavées, dallées, carrelées, sur les tables des amphithéâtres d'anatomie, sur le plancher du parterre et des loges des théâtres, le pont des navires, etc., etc., seront faits au moyen de balais, de brosses, d'éponges, avec un mélange de 60 à 100 parties d'eau pour une partie de chlorure, ainsi que les arrosages, et le plus possible à fond.

Les traces de matière pulvérulente blanchâtre, qui resteraient à la surface des corps que l'on aurait lavés, après que le renouvellement de l'air aurait déterminé l'évaporation de l'eau, qui d'abord l'avait tenue en dissolution, disparaîtraient par l'action seule du balai, ou par celle d'une petite quantité d'eau employée en lavage.

S'il s'agissait d'un abattoir, d'un dépôt de fromages, à plus forte raison d'un clos d'équarrissage, d'une fabrique d'engrais, etc., etc.; outre que les lavages devraient y être faits très fréquents, très abondants, avec une solution très chargée de chlorure; de temps à autre on devrait les étendre aux murailles, même aux plafonds, afin d'atteindre plus sûrement les miasmes qui les auraient pénétrés.

Quant aux vases destinés à contenir le chlorure dont les émanations devront, avec les arrosages ou les lavages, concourir à l'assainissement; ils devront être choisis larges et peu profonds, afin que l'évaporation s'y fasse plus aisément, sans au contraire qu'on ait à s'inquiéter de leur nature, car le chlorure, même dans son plus grand état de concentration, n'attaque ni la porcelaine, ni la faïence, ni le grès, ni la terre à poterie. Aussi, après en avoir contenu, ces vases (assiettes, cuvettes ou autres), pourront-ils servir à tous autres usages, pourvu qu'on ait le soin de les bien laver. Il faudra les placer de telle sorte, que le liquide qu'ils contiendront ne puisse être renversé, sur des tablettes élevées, dans des niches, etc.; au besoin en les dérobant à la vue, les remplir en partie de chlorure étendu de dix à douze fois son poids d'eau, et renouveler celui-ci assez souvent.

Les personnes qui sont chargées du service des hôpitaux, des hospices, alors surtout que des maladies, telles que la rougeole, la petite vérole, etc., y sont traitées, feront bien de se laver les mains, même de se mouiller le visage, plusieurs fois par jour, avec du chlorure étendu d'au moins 60 parties d'eau, principalement au moment d'approcher les malades et de toucher les plaies.

Celles qui s'occupent de travaux d'anatomie, auront à prendre de semblables précautions. Dans les hôpitaux, ce sera encore chose utile, que de passer à l'eau chlorurée les linges, bandes, compresses, etc., plus ou moins imprégnés de pus et de sang, avant de les étendre sur des cordes en attendant le blanchissage.

Enfin, et d'une manière générale, lorsque des émanations dues à des matières organiques en décomposition putride, seront répandues dans l'air qu'elles vicieront, les émanations des chlorures désinfectants pourront les détruire, et si l'on ajoute une quantité suffisante de ces agents, sans en ajouter trop, on finira par arriver à un tel état de neutralité des matières gazéifiées appelées à se combattre, que l'atmosphère ne contiendra ni miasme, ni chlore.

Section 3.

N° 21.—Relation d'une asphyxie produite par les émanations de matériaux retirés d'une fosse d'aisance, guérie au moyen du chlorure d'oxide de sodium.

Le 21 août 1824, à dix heures et demie du matin, je fus invité par M. Manuel, fabricant vermicellier, demeurant rue Quincampoix, n° 6, à me rendre chez lui pour tâcher de rappeler à la vie, un de ses ouvriers qui venait d'être asphyxié par les émanations de matériaux provenant d'une fosse d'aisances.

Arrivé auprès de l'asphyxié peu d'instants après l'accident, il présentait les symptômes suivants : pouls assez fort, mais fuyant sous le doigt pour renaître peu après; roideur excessive des membres, bras tendus, roides et presque froids, tête jetée en arrière, veines du col très apparentes, face violacée ainsi que les lèvres qui sont très gonflées, yeux fermés; en soulevant la paupière, on voit qu'ils sont ternes et immobiles. La respiration me semblait nulle, le danger me parut imminent, le médecin n'arrivait pas. Je mis sous le nez du malade, du vinaigre, de l'éther, de l'ammoniaque très concentrée, vaines tentatives! la sensibilité ne put être réveillée. J'étais pourvu de chlorure d'oxide de sodium concentré; je savais qu'en supposant la respiration presque nulle, l'affinité du chlore pour le gaz fétide étant très forte, même à de grandes distances, il serait possible, que l'hydrogène sulfuré qui comprimait le jeu des poumons, et qui aurait anéanti la vie s'il eût été absorbé, fût détruit; j'imbibai donc une serviette de ce chlorure et je la mis sous le nez du malade, qui, dans moins d'une minute, poussa un gémissement aigu et plaintif d'un caractère particulier; la roideur des membres cessa au même moment, les yeux s'ouvrirent, mais pour se refermer peu de secondes après. La roideur tétanique avait reparu avec son cortége effrayant; j'avais retiré trop tôt le chlorure de dessous le nez du malade, je revins aux excitants usités, sans en éprouver d'effet sensible, et pour la seconde fois, je mis le linge, bien imbibé de chlorure sur la bouche, et sous les narines de l'asphyxié. Je vis dans moins d'une minute, la roideur des jambes cesser, le malade poussa un cri perçant, mais cette fois ce cri fut étouffé par le linge imbibé de chlorure ; une forte inspiration eut lieu; l'air, pour pénétrer dans les poumons, fut forcé de traverser le linge, il se chargea de chlorure saturé d'eau, et la désinfection du gaz contenu dans la poitrine fut sans doute complète, puisque les accidents cessèrent; on fit marcher le malade jusqu'à la rue, en lui tenant toujours le chlorure sous le nez. Son visage reprit l'état naturel : on lui administra deux cuillerées d'une potion éthérée, et il fut en état de reprendre son travail. Cet ouvrier nommé Jean Deliau, continue encore à travailler chez M. Manuel, et sa santé est aussi bonne qu'avant l'accident dont il a failli être victime.

Note lue le 12 mars 1825, à l'Académie royale de Médecine, par M. Labarraque.

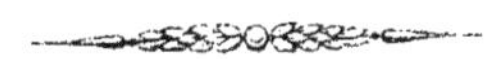

N° 22.—Observation d'une asphyxie produite pendant le curage d'un égout, guérie au moyen du chlorure d'oxide de Sodium, par M. Labarraque.

Comme je me disposais à descendre dans l'égout Amelot, dont j'étais chargé de surveiller le curage, une femme éplorée vint solliciter des secours du chef des ouvriers. Son mari venait d'être asphyxié, il avait perdu connaissance pendant longtemps, puisqu'il avait été transporté rue des Tournelles, n° 48, sans avoir repris ses sens. Un vomitif fut administré; le médecin, vu l'affreuse misère du malade, conseilla de le transporter dans un hôpital, et crut que son avis avait été suivi. L'asphyxié cependant voulut rester chez lui, il vomissait depuis quarante-huit heures le thé léger qu'on lui faisait boire, et plusieurs fois dans cet espace de temps, il avait perdu connaissance. Je crus pouvoir prescrire de l'eau froide, avec addition de quatre gouttes de suc de citron par chaque demi-verre, et la potion antivomitive de Rivière, à la dose d'une cuillerée d'heure en heure. Le médecin du bureau de charité, qui vint ensuite visiter le malade, approuva ce traitement. Le vomissement avait cessé après la première tasse d'eau gommeuse acidulée, mais cet homme âgé de quarante et un ans, offrait, quand je le revis, les traits de la décrépitude. *Pierre Aimé* gisait sur un grabat; son pouls était misérable, il se plaignait de douleurs vives à la tête et d'une grande pesanteur; il disait avoir de la peine à respirer, et être tourmenté surtout par le mauvais goût qu'il avait constamment dans la bouche, et qui était, disait-il, celui du *plomb*, qui lui avait fait perdre connaissance. Sa voix était éteinte, il croyait n'avoir que peu d'instants à vivre. Je relevai le moral de ce malheureux, en même temps je lui faisais respirer du chlorure concentré, qu'il semblait humer avec délices; ses traits me paraissaient moins grippés; *Pierre Aimé* m'assura qu'il respirait plus librement et qu'il n'avait plus la malheureuse odeur dans la bouche. Le lendemain, j'appris que le malade avait dormi cinq heures; il réclamait l'eau qui l'avait débarrassé d'une si grande pesanteur et du mal de tête; je fis faire un arrosage de chlorure affaibli dans sa chambre. Le 14 août il avait pu se lever et sortir: il était guéri.

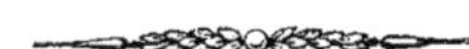

N° 23.—*Instruction concernant les précautions à prendre pour prévenir les accidents auxquels sont exposés les ouvriers qui vident ou réparent les fosses d'aisances, et pour empêcher les bronzes, les dorures, l'argenterie, les peintures, etc., d'être noircis par les émanations qui s'en dégagent.*

Au moment de lever la pierre qui ferme l'embouchure d'une fosse, l'ouvrier devra commencer par en arroser les abords avec de l'eau contenant un soixantième environ de chlorure, et de plus tenir constamment à sa portée, une petite bouteille en grès ou en verre recouverte d'osier, et remplie de chlorure concentré qu'il puisse respirer, au cas ou les gaz enfermés dans la fosse viendraient à s'échapper avec trop d'abondance, pour être entièrement absorbés par le liquide désinfectant répandu sur le sol. Tant que durera la vidange, il se lavera les mains, les bras avec de l'eau chlorurée, même s'en mouillera le visage, principalement le dessous des narines, en prenant toutefois, le soin de ne pas en mouiller la surface de l'œil.

De temps en temps, en outre, surtout avant d'enlever à la pelle la portion solide, vulgairement désignée sous le nom de *gratin,* des aspersions de liqueur désinfectantes seront faites à la surface de la matière.

De leur côté, les maçons chargés de réparer une fosse ayant déjà servi, ne devront y descendre qu'après y avoir projeté de l'eau chlorurée, destinée à détruire le gaz délétère, cause principale de l'asphyxie par eux nommée *plomb*, et qui pourrait s'y être accumulé postérieurement à la vidange.

Que si les joints de moellons ont besoin d'être refaits, en dégradant ou repiquant l'ancien ciment, l'ouvrier arrosera le mur à diverses reprises avec cette même eau chlorurée, s'en lavera les bras, les mains, etc., ainsi qu'il a été recommandé ci-dessus, et pareilles précautions seront prises quand on devra lever les pavés du fond. Il arrive parfois, en effet, que le gaz délétère, emprisonné derrière un moellon ou un pavé, s'échappe aussitôt qu'on vient à déranger ceux-ci.

On voit, par l'observation rapportée sous le numéro 22, que pour faire cesser les asphyxies qui auraient été la suite du curage d'un égout, on pourrait tirer parti des chlorures d'oxides; mais, à cet égard, il est important de faire remarquer, qu'il n'en est pas de ces dernières asphyxies comme de celles dues aux émanations des fosses d'aisances.

Celles-ci, presque exclusivement produites par le gaz hydrogène sulfuré, seront bien plus sûrement guéries au moyen du chlorure seul, que ne le seraient les asphyxies produites par les émanations des égouts; attendu que ces dernières peuvent avoir pour cause l'accumulation dans l'air de l'acide carbonique, de l'azote, ou de quelqu'autre gaz également impropre à la respiration, que le chlore ne peut ni absorber ni décomposer. Dans ce dernier cas, l'emploi des chlorures ne pourrait donc que venir en aide aux moyens de traitement habituellement usités.

Lors de la vidange d'une fosse, s'agirait-il d'empêcher les gaz fétides de pénétrer dans les appartements, d'en noircir les bronzes les dorures, les peintures; de noircir aussi l'argenterie, la couverte de certaines poteries, etc.? on se conformerait aux indications à l'aide desquelles M. Fillière, sous les auspices de M. Labarraque, a pu prévenir l'altération des bronzes d'un de nos plus habiles fabricants, M. Thomire.

A l'intérieur des appartements, tant au bas des portes et des fenêtres, d'ailleurs aussi hermétiquement fermées que possible, qu'au devant de toutes les ouvertures par lesquelles le gaz pourrait s'y introduire, on placera d'épais bourrelets de linge imprégné de chlorure d'oxide de sodium concentré; quelquefois même, au moyen de cordes tendues, on suspendra au devant de ces fenêtres, portes, ouvertures, des toiles qui en couvriront toutes les surfaces, et qu'on aura également imprégnées de chlorure.

Au dehors, on en arrosera largement, après l'avoir étendu d'eau, les cours, corridors, couloirs, chambres, etc., qui précéderont l'appartement.

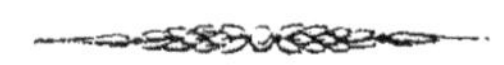

N° 24. — Des précautions à prendre pour détruire le gaz hydrogène sulfuré, dans les établissements destinés à l'administration des bains sulfureux.

La propriété que possèdent les chlorures d'oxides, de décomposer instantanément le gaz hydrogène sulfuré, permet aussi de les employer avec succès, pour se préserver de l'odeur d'œufs pourris, à laquelle donne lieu le dégagement de ce gaz, dans les établissements où s'administrent des bains sulfureux. On maintient alors, dans la salle de bains, un ou plusieurs vases à demi remplis de chlorure, suivant ce qui a été dit page 24, et l'on ne vide la baignoire qu'après y avoir versé de ce chlorure, si mieux l'on n'aime désinfecter les conduits par lesquels s'écoule l'eau du bain.

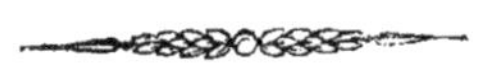

Section 4e.

N° 25. — Les intendants de la santé publique à M. Labarraque, pharmacien à Paris.

Marseille, 5 décembre 1827.

Monsieur,

Nous venons de recevoir de M. le consul du roi à Alep, un rapport très circonstancié sur l'emploi des chlorures, duquel il résulte, ensuite des expériences qui ont été faites dans cette ville, pendant une peste qui a moissonné cet été 25,000 habitants, que l'on a l'espoir fondé, que cette composition chimique deviendra le meilleur des préservatifs contre la contagion. M. le consul joint à son rapport celui de M. Caporal, médecin en chef de S. E. Joussouf Pacha, qui a aussi fait, de son côté, des expériences également satisfaisantes. L'un et l'autre regrettent beaucoup de n'avoir pas eu, dans ce temps de calamité, assez de chlorure pour satisfaire à toutes les demandes qui leur étaient faites. Ils ont cependant encore réussi à sauver beaucoup de monde, avec le peu qu'ils en avaient. Ils disent que les personnes qui faisaient usage de cette liqueur, d'après les indications qu'on leur donnait, soignaient impunément les pestiférés, et M. Caporal lui-même, dans le palais du pacha que ravageait la peste, s'est garanti de ce mal, comme il en a garanti les personnes qu'il munissait de ce puissant préservatif. Nous avons été infiniment satisfaits, Monsieur, de voir que cette belle découverte dont vous êtes l'auteur, peut devenir le plus inappréciable des bienfaits pour des peuples qui ont été jusqu'ici les victimes de la peste. Comme nous ne désirons rien tant que de la propager de tous nos moyens, nous supplions aujourd'hui Son Excellence le ministre de l'Intérieur, d'envoyer à MM. les agents du roi au Levant, une ample provision de chlorure, d'autant que M. le consul d'Alep en demande.

Ce consul nous invite à vous communiquer son rapport, mais comme il est de notre devoir de l'adresser au ministre avant tout, nous avons dû le faire, ne doutant pas que Son Excellence ne consente volontiers à en donner communication à vous, Monsieur, qui êtes l'âme de ce rapport et qui y figurez si honorablement.

Nous nous empressons néanmoins de vous faire part de ce qui se passe, afin de vous mettre à portée de prendre un moment plus tôt, au ministère de l'Intérieur, une plus ample connaissance des faits que nous n'avons pu vous indiquer que sommairement.

Nous avons, etc., etc.

Signé Ant. Roux, Lamazelière, G. Plane, Aug. Durand.

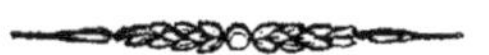

CONSULAT GÉNÉRAL DE FRANCE EN SYRIE.

N° 26.—*Extrait du rapport adressé à Messieurs les intendants de la santé publique à Marseille, sur l'emploi des chlorures de M. Labarraque, contre la peste, par* M. Lesseps, *consul général.*

Messieurs,

Depuis la cessation de la peste, qui vient encore d'enlever 25,000 âmes à la population d'Alep, déjà si frappée et si affaiblie par l'horrible tremblement de terre de 1822, par le choléra-morbus, par les vexations, par les avanies, et surtout par la disette et par la famine, qui ont forcé la classe la plus indigente à se nourrir des plus vils et des plus malsains aliments, je désirais vous transmettre mon rapport sur l'emploi des chlorures de M. Labarraque, qu'une de ces heureuses inspirations que fait naître l'amour ardent de l'humanité, vous a portés à envoyer aux consuls du Levant; mais, jusqu'ici, ce compte-rendu a été retardé par les difficultés que j'ai eues à me procurer les résultats des expériences faites par les médecins éloignés de moi, auxquels j'avais confié quelques flacons de chlorure.

Il n'y a point d'hôpitaux dans ce pays; chacun souffre, guérit ou meurt chez lui, dans le coin d'un *khan* ou dans la rue, sans que ni gouvernement, ni particuliers y fassent la moindre attention; le premier n'intervient que pour le droit pécuniaire qu'il exige à la mort de chacun.

Il a donc fallu me livrer à des expériences partielles, que devaient encore borner les petites quantités de chlorure en mon pouvoir. . . . .

Je ne puis répondre aux questions faites sur la vertu curative des chlorures, malgré les éloges que m'en a faits un médecin turc, lequel cependant, et comme tous les Orientaux, surtout ceux de cette croyance, mêlant toujours à l'exercice de tout art et de toute profession, le charlatanisme et le mystère qui en sont inséparables, attribuait tous les succès qu'il avait obtenus, à l'addition d'un ingrédient secret et de sa composition, qu'il avait ajouté au remède avant de l'appliquer.

Mais il n'en est pas de même des expériences, renouvelées autant que me l'a permis la petite quantité de chlorures en mon pouvoir, sur leur vertu préservatrice de la peste, et sur leur pouvoir d'intercepter la communication d'individu à individu.

Le tableau dans lequel on voit, que sur 46 individus qui ont fait usage des chlorures (et encore d'une manière plus ou moins imparfaite, attendu que dans ce pays, il est fort difficile de faire exécuter en tous points les ordres des médecins), huit seulement on été atteints, ne ferait qu'indiquer superficiellement le succès de mes expériences, si je n'y joignais le récit de quelques faits que, malheureusement, les bornes que je dois mettre à ce rapport m'empêchent de multiplier.

Le vizir Joussouf-Pacha, dans le palais et le harem duquel s'est manifestée la peste, a été très compromis malgré son très régulier enfermement. Il a fait un grand usage de chlorures, et lui, ainsi que ses principales femmes qui en ont aussi usé, ont été préservés.

Un puissant et très riche feudataire d'Alep, auquel ses vertus ont mérité le nom de *Juste*, Ibrahim-Bey-el-Adlié, prenait toujours des précautions européennes; mais, par le fanatisme d'une de ses femmes, la peste s'introduisit chez lui. Une de ses deux femmes, trois enfants, esclaves, domestiques de tout sexe et de tout âge, périrent victimes de la cruelle maladie, à l'exception de la vieille femme, auteur de tous ces désastres, qui guérit, et du fils aîné du bey, que mes gens ont vu malade entre les bras de son père. Celui-ci, lors de la manifestation du premier accident, m'avait fait demander, chaque jour, des chlorures dont il fit un constant et très exact usage d'après mes instructions, et il n'a pas été atteint.

Des deux Anglais recueillis au consulat, l'un (M. Anson)

ayant pris la peste, l'autre (M. Fox Strangwais) qui ne voulut pas le quitter, fut oint constamment de chlorure, et ne fut pas atteint.

Deux de mes janissaires qui, à cause des affaires de service, étaient constamment en communication avec des pestiférés et avec des lieux où la contagion exerçait le plus de ravages, ont eu chez eux et dans leurs familles, beaucoup d'accidents qui ont coûté à l'un, son fils et sa fille; à l'autre, son fils et sa femme. Ils étaient chaque jour, munis par moi d'eau chlorurée, et je veillais moi-même à ce qu'ils en fissent usage : ils ont été absolument garantis. L'un d'eux a touché devant moi un pestiféré.

Des janissaires des consuls étrangers, s'en sont servis avec le même succès. Tout le monde se portait chez moi pour avoir de l'eau chlorurée, dont les merveilleux effets préservatifs, avaient attiré l'attention générale. J'éprouvais le regret de devoir refuser beaucoup de solliciteurs, ayant presque usé ma petite provision. Cependant, le consul général d'Autriche m'ayant envoyé instamment prier d'en munir deux employés de sa connaissance qui, sur un ordre impératif, devaient aller visiter des marchandises évidemment infectées, je leur en fournis. Ils achevèrent leur périlleuse opération, et n'éprouvèrent aucun accident.

Ces faits et beaucoup d'autres semblables, surtout l'empressement que toutes les classes d'habitants ont mis à me demander de l'eau chlorurée, me semblent ajouter aux inductions favorables, que présente le tableau dont j'ai parlé ci-dessus, et même détruire celle défavorable, que l'on pourrait tirer des accidents que l'on y voit figurer, puisque les emplois du chlorure sur les individus que j'ai cités, ont été faits et constatés par moi, et pour ainsi dire en ma présence, et en celle de médecins dignes de toute ma confiance; au lieu que l'on doit entièrement se défier, de la manière gauche et maladroite, avec laquelle les gens du pays emploient les moyens de préservation et de prévention, ceux mêmes curatifs qu'on leur indique.

Je puis, en mon âme et conscience, déclarer :

1° Que particulièrement, et non dans des salles d'hôpitaux qui n'existent pas ici, les expériences indiquées dans les instructions de l'intendance sanitaire, touchant la vertu préservatrice des chlorures de M. Labarraque, ont obtenu, selon moi, un grand succès ;

2° Que celles recommandées par ces mêmes instructions, sur les vertus curatives de ces mêmes produits chimiques, n'ont pu être exactement faites, et que, quoique dans mon opinion personnelle, on puisse en tirer un commencement d'induction favorable, elles sont loin d'offrir un résultat positivement satisfaisant ;

3° Que, quant aux autres expériences sur la propriété du chlorure, de désinfecter les hommes et les chevaux des miasmes pestilenticls, elles ont bien été faites ; c'est-à-dire que par précaution, et dans l'espoir d'un succès encore douteux, on a suivi les indications, mais qu'il était trop dangereux et impraticable, de soumettre des individus à l'obligation de se servir ou de toucher des objets désinfectés par ce seul procédé. Aussi, à l'exception de lettres que j'ai reçues de pays contagiés et données pas des mains de pestiférés, après une immersion dans l'eau légèrement chlorurée, les expériences faites sur ce point des instructions, ne peuvent offrir des conséquences vraiment positives et déterminantes.

Je désire vivement, Messieurs, que vous veuilliez avoir la bonté de faire part de ce rapport à l'Académie royale de médecine de Paris, et que M. Labarraque, auteur d'une découverte si précieuse pour l'humanité, en ait connaissance, et puisse faire quelques envois de chlorures à quelque médecin d'Alep, qui pourra les débiter, surtout si, comme il y a tout lieu de le craindre, dans le cas ou les froids de l'hiver qui s'approche ne seraient pas très intenses, la peste reparaissait au printemps de 1828.

Je reçois en ce moment le rapport de M. le docteur Caporal, médecin en chef de S. E. Joussouf-Pacha, sur l'effet des chlorures : c'est vraiment le seul qui mérite d'être pris en considération. L'auteur est un médecin et un homme très distingué sous tous les rapports. Il a reçu une éducation médicale, et joint à ces avantages et à une étude approfondie, un grand et juste esprit d'observation, et la vue depuis l'enfance, du théâtre où la peste joue un rôle si horrible.

J'ai l'honneur, etc., etc.

Signé M. Lesseps,

Alep, le 15 septembre 1827.

N° 27. — MINISTÈRE DE L'INTÉRIEUR

A M. Labarraque, *pharmacien à Paris.*

Paris, le 31 décembre 1827.

Monsieur,

Suivant le désir exprimé par M. le consul du roi à Alep, j'ai l'honneur de vous transmettre copie d'un rapport rédigé par lui, sur les résultats obtenus dans sa résidence, de l'emploi de vos chlorures, contre la peste.

Vous recevrez sans doute avec satisfaction, ce document intéressant, qui confirme tout ce que vous écriviez des propriétés de cette liqueur, tant dans la note détaillée que vous remîtes à mon ministère, le 17 juillet 1824, où vous énumériez les nombreuses applications qui en avaient été faites pour détruire les miasmes contagieux, que dans les propositions que vous fîtes au mois d'avril de la même année, à S. Exc. le Ministre de la marine, relativement à l'emploi de ces mêmes chlorures pour désinfecter les navires.

Je vois moi-même avec plaisir, que la pièce que je vous transmets, confirme également les expériences faites, d'après mes ordres, dans le lazaret de Marseille, sur le rapport du conseil supérieur de santé. Ces résultats si intéressants pour l'humanité, seront sans doute pour vous, la plus douce récompense de vos travaux.

Agréez, etc.

Pour le Ministre,

Le Conseiller d'Etat, Directeur,

Signé Comte de Boisbertrand.

N° 28.—*Extrait du rapport adressé par M. le docteur Caporal, médecin de S. Exc. Joussouf-Pacha, à M. le général de France en Syrie.*

Alep, le 26 septembre 1827, 11 heures de la nuit.

Monsieur le consul général,

C'est avant de quitter Alep pour suivre les destinées de votre illustre ami, que je dois prendre la plume, rappeler à moi l'époque qui vient de ravager cette pauvre cité, et vous donner de mon mieux, quelques détails sur l'effet des chlorures. Cette tâche au-dessus de mes faibles moyens, mais digne de votre âme, et de l'intérêt que vous portez à l'humanité, aurait encore pu être moins imparfaitement remplie par moi, si le désordre qui règne en général en Turquie, du côté des hôpitaux, et qui est au comble dans cette ville, où l'on ne trouve pas seulement les traces d'un pareil établissement, ne m'eût privé des ressources qui conduisent aux observations. . . . .

Je vous avouerai, Monsieur le consul général, que j'ai été dans le cas de prescrire intérieurement les chlorures, mais je n'ai fait autre chose que les avanturer.

Je n'en dirai pas autant d'eux sous le rapport préservatif, je crois fermement, qu'il sont utiles à l'homme en temps de peste, et je vais essayer de donner les exemples qui ont fixé mon attention.

1° Vous n'ignorez pas, que par une idée bien erronée, mais commune aux musulmans, le visir au service duquel je suis attaché, a rejeté dans le commencement de la maladie, les conseils que je lui ai donnés, ce qui l'a attirée dans son harem même, ou huit à dix femmes ont été attaquées jusqu'à la fin; mais au milieu des désastres qu'elle causait dans le palais, le visir intimidé recourut à moi; c'est alors, pour la première fois, que j'employai les chlorures en lotions, pas sur tout le monde car j'en manquais moi même, mais sur la personne du pacha, ses deux principales femmes et ses enfants.

Deux mois se sont écoulés depuis que la famille viziriale était compromise, la peste faisant toujours des ravages parmi les esclaves, et ceux qui, par mes conseils, faisaient des aspersions dans leurs chambres, sur leurs habits, se lavaient le corps avec l'eau chlorurée, n'ont pas été attaqués.

2° Je veux, Monsieur le consul général, me citer aussi en exemple. Vous savez bien, que malgré l'extrême complaisance de mon chef actuel, relativement à mes précautions, j'étais obligé de sortir, au moins tous les quinze jours, pour aller chez lui. J'étais dans l'habitude de retourner au plutôt chez moi, me deshabiller complétement, me laver d'eau chlorurée, et reprendre pour m'habiller, des vêtements propres. Jusqu'ici le chlorure ne signale point ses effets, puis que je ne m'apercevais pas d'avoir été en contact avec les miasmes pestilentiels; mais lorsque le pacha, frappé d'un néphritis, m'envoya chercher au hasard, et me vit, presque sans le croire, aller chez lui, traverser des appartements remplis de pestiférés, me mettre à côté de lui, m'asseoir sur des matelas où peu d'heures avant, des esclaves attaquées s'étaient mises, toucher enfin des linges et tous les meubles contaminés; pouvais-je alors douter d'être compromis? A moi seul il est permis de juger ce que je sentais alors, mais, semblable au soldat qui brave la mort pour aller à travers les boulets, se saisir d'un drapeau, j'ai dû oublier tout dans ce moment, pour ne songer qu'à sauver la vie de celui qui a toujours cherché a rendre la mienne agréable. C'est là une digression déplacée, mais qu'il me soit permis de la faire ici entre nous, Monsieur le consul général, pour vous dire aussi qu'un amour-propre national m'a donné du courage dans cette occasion. Mon prédécesseur auprès du vizir, était un médecin anglais distingué, qui le servit longtemps et toujours bien, qui lui donna des preuves d'attachements pendant le siége de Patras. Un Français pouvait-il donc, dans ce siége d'une autre nature, reculer devant le danger et laisser à son collègue un triomphe complet?

C'est au moyen des précautions que je prenais, en plaçant autour de moi du chlorure de manière à en imprégner l'atmosphère qui m'environnait, et de temps en temps y trempant mes mains; pendant la nuit, exposant mes habits à l'air libre sur une terrasse; que, grâce à Dieu, je me suis tiré du combat avec les honneurs de la guerre.

3° Le garde sceau du vizir, officier de mérite et très craintif sur la peste, a aussi porté constamment sur lui du chlorure; il a eu plusieurs de ses domestiques malades, tandis qu'il a joui toujours, pendant l'enfermement, d'une parfaite santé.

4° Le trésorier de son Excellence, eut aussi le malheur d'avoir chez lui cinq de ses gens attaqués de peste; quatre en sont morts dont une jeune fille; lui qui portait seul du chlorure, qui lui servait même à humecter sa barbe et souvent ses habits, fut aussi attaqué, mais non-seulement il s'en est tiré, mais encore il ne s'est même pas couché.

5° Et enfin un négociant hardi sur la maladie, et fataliste comme un schérif qu'il est, voulut absolument avoir du chlorure et s'en servir, disait-il, comme je m'en servais moi-même. Il demanda encore une autre dose, pour son fils aîné, en ajoutant qu'il ne croyait pas à cela, mais qu'il ne coûtait rien d'essayer. Brave homme d'ailleurs et mon ami, je me rendis à sa prière. Hé bien, M. le consul général, tout comme le trésorier qui fit le sujet du quatrième exemple, le schérif fut légèrement attaqué, son fils n'eut rien, tandis qu'il perdit chez lui plusieurs personnes et entre autres sa fille.

L'application des chlorures dans la peste, ne me paraît pas une matière à mépriser, mais si notre gouvernement dans sa sagesse, et guidé par les sentiments philanthropiques qui le caractérisent, est désireux de mettre au jour ses avantages, c'est dans un pays moins barbare que celui-ci, qu'il doit, ce me semble, établir le théâtre des observations qu'il veut qu'on lui soumette. Alors seulement, la science médicale pourra espérer de faire une solide acquisition.

Quant à ce travail, je vous prie d'en excuser le désordre, les grandes et imprévues occupations qui m'assiègent, ne m'ont permis que de tracer ces lignes, sans les pouvoir corriger ni même copier, je les recommande à votre indulgence, comme aussi je recommande à votre bienveillance, le plus dévoué de vos serviteurs.

Signé CAPORAL.

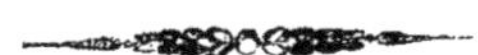

N° 29.—M. Pariset, secrétaire perpétuel de l'Académie royale de médecine, président de la Commission médicale d'Égypte, à M.* Labarraque, *parmacien à Paris.

Tripoli de Syrie, 28 juin 1829.

« Mon bon ami,

« Vous n'avez pas oublié que notre mission à deux objets : le premier de rechercher les causes de la peste; le second de constater l'effet des chlorures sur les matières infectées de miasmes pestilentiels.

Pour le premier objet, nous nous étions rendus en Egypte, contrée que nous considérerons toujours comme le foyer originel de la peste. Nos conjectures, à cet égard, ont été confirmées par l'examen des localités, et nous nous flattons qu'à notre retour en France, il ne restera plus de doute sur ce point essentiel.

Pour le second objet, il fallait que la fortune nous fît rencontrer la peste; nous l'attendions en Egypte; elle était en Syrie; nous sommes partis pour la Syrie, et après des détours inévitables, et dont la longueur nous désespérait, nous sommes arrivés à Tripoli, le 30 mai dans la matinée. Le lendemain 31, nous avons mis en question si nous commencerions par voir des malades, ou par faire sur-le-champ des expériences avec les chlorures.

En visitant des malades, nous pouvions recevoir le germe de la peste; et ce germe venant à éclater pendant les expériences, qu'aurions nous pu conclure? Nous avons compris qu'il fallait commencer par les expériences.

Ce parti pris, nous avons fait quelques visites et sollicité l'acquisition de six vêtements (six chemises et six caleçons), dans lesquels seraient morts tout à l'heure autant de pestiférés. Ces vêtements, les uns de soie, les autres de coton, ont été achetés le 2 juin, et déposés le 3 dans le petit jardin du consulat; le 4, l'état de ces vêtements a été constaté; ils étaient souillés de pus et de sanie; ils exhalaient une odeur détestable. Une femme (laquelle par parenthèse était pestiférée), les trempa en partie dans l'eau simple, pour les délivrer d'un certain luxe de saleté.

Cela se passait à côté d'une dissolution faite avec trois livres de vos chlorures, mis par M. Darcet dans cinquante litres d'eau. Les vêtements passaient de l'eau dans la dissolution; ils y restèrent 16 heures. Le 5, dès le matin, MM. Darcet et Guilhou, les retirèrent, les tordirent, les mirent au soleil; les taches de pus et de sanie étaient un peu éteintes, mais encore très manifestes.

A midi, les vêtements étant bien secs, chacun de nous prit les deux pièces de vêtements (MM. Dumont, Guilhou, Lagasquie,

Darcet, Bosc et moi); chacun se les appliqua sur la peau à nu, et sans intermédiaire.

Nous n'avons quitté ce bel équipage que le lendemain 6, après l'avoir porté 18 heures. Aucun de nous n'a souffert; depuis ce moment, il s'est passé 22 jours, et notre santé reste la même. . . . .

Vous voyez les conséquences de tout ceci, il est visible qu'on possède un moyen : 1° de désinfecter à peu de frais et en peu de temps, des effets et des marchandises, 2° de réduire une épidémie à elle-même, et de l'empêcher d'en produire une deuxième et une troisième, comme on l'observe ici; une quatrième, une cinquième, comme on l'a vu ailleurs; et cela en détruisant par des lotions chlorurées, le venin qu'à laissé la première, et qui perpétue le mal, et non-seulement après des pestes, mais après des varioles, des rougeoles, des typhus, et même des fièvres jaunes; car je mourrai avec la conviction que ces fièvres sont contagieuses en Europe et partout.

Depuis le 11 juin, nous avons vu et touché beaucoup de malades. Nous n'avons point contracté la peste. Nous pensons que les chlorures nous en ont préservés, grâce à Dieu. . . . .
. . . .

Les boîtes de médicaments que nous devons à M. Debelleyme, ont fait merveille partout, mais spécialement dans la Haute-Egypte. Nous donnions conseils, remèdes, argent, le tout au nom du roi de France (sultan Franzii), et les Arabes étaient ébahis.

Abdallah-Pacha, qui gouverne la Syrie occidentale, nous écrit que la peste est actuellement à Acre, et nous prie de lui envoyer des chlorures. Beaucoup de grands personnages turcs nous en ont demandés, à Tripoli. Patience : le bien se fait lentement, oui; mais il se fait. Le mal seul se fait vite.

Bon jour, cher ami, je vous écris à course de plume, je n'ai pas une seconde.

A vous, à vous, etc.

Signé E. Pariset.

Extrait du *Moniteur universel, du* 3 *octobre* 1829.

N° 30.—*Extrait de la lettre adressée par* M. Félix Darcet, *membre de la Commission médicale d'Égypte, à M. le comte* de Lasteyrie.

Tripoli de Syrie, le 14 juin 1829.

« L'intérêt que vous prenez à tout ce qui peut être utile à l'humanité, m'engage à vous faire part des expériences que nous venons de faire ici avec les chlorures d'oxides, afin de déterminer leur action sur le virus de la peste.

Le point le plus important, était de nous assurer si le virus pestilentiel pouvait resister à l'action des chlorures, il fallait, pour mettre ce résultat hors de doute, traiter par ces chlorures des vêtements couverts de sueur, de pus, de sang, et laissés par des pestiférés à leur mort. Nous avons prié le vice consul de France de nous procurer six habits; il les acheta aux parents de six individus morts de la peste, la veille et l'avant veille.

Sous le rapport de l'infection, ces habits ne laissaient rien à désirer; ils étaient entachés de sang, de sanie, de sueur. Après que le consul eut dressé un procès-verbal de l'état où ils se trouvaient, je les immergeai pendant seize heures, dans une dissolution formée de cinquante bouteilles d'eau et de trois bouteilles de chlorure ; qand ils furent secs, chacun de nous mit sur la peau , une chemise et le reste d'un vêtement. Les taches existaient encore, mais étaient beaucoup affaiblies, nous couchâmes ainsi vêtus, et après les avoir portés dix-huit heures, nous les quittâmes. Il y a huit jours que l'expérience est faite, et aucun de nous n'a éprouvé le moindre accident.

Le mode de désinfection employé atteint complétement le but, et est, je crois, établi par ces faits, d'une manière positive.

Chacun de nous a une constitution différente, autre garantie.

Demain, nous allons faire une autre tentative, c'est d'administrer aux pestiférés le chlorure d'oxide de sodium à l'intérieur, tout en le donnant en frictions, en lotions, etc.

Mais nous n'osons espérer quelque succès du remède comme médication, contre une maladie si terrible, qui depuis trois ans, n'a pas cessé de ravager la population de Tripoli.

Notre désir, notre vœu général, est que nos expériences puissent être utiles; nous avons l'espérance que tôt ou tard l'emploi des chlorures d'oxides, sera adopté par les Turcs, qui commencent à abandonner le fatalisme, pour suivre l'exemple des Européens et faire quarantaine.

Agréez, etc.

Signé F. Darcet.

Extrait du *Moniteur universel*, du mercredi 7 oct. 1829.

N° 31.—*La commission médicale d'Egypte à S. Exc. Abdallah pacha, gouverneur de Seyde, Tripoli, Jaffa et Gazza.*

Tripoli de Syrie, le 23 juin 1829.

Excellence,

Nous nous empressons de répondre à vos désirs, et d'envoyer à Acre la préparation que vous nous faites l'honneur de nous demander. Voici comment on doit s'en servir :

On prendra 8 drachmes (32 grammes) de chlorure d'oxide de sodium, qu'on mettra dans une assiette remplie d'eau.

Deux assiettes pareilles seront placées dans la chambre, autant dans le divan, et de temps à autre on remuera le liquide.

Tous les quatre jours, on jetera celui-ci dans le premier lieu venu qu'on voudra désinfecter, par exemple dans les lieux communs; après quoi, on mettra dans chacune des mêmes assiettes, avec de nouvelle eau, 8 autres drachmes de chlorure, qui serviront quatre autres jours, et ainsi de suite jusqu'à la fin.

Chaque jour, son Excellence fera arroser les escaliers du divan et le sérail, avec une dissolution de chlorure beaucoup plus légère. On la fait en mettant 8 drachmes de chlorure dans 1000 drachmes d'eau, ou 4 litres.

C'est avec cette dernière dissolution, que l'on peut laver ses mains, se baigner le visage, les moustaches, la barbe, etc. On peut aussi avoir toujours dans les mains, une éponge légèrement humectée du même liquide.

Quelle est l'action des chlorures?

Comme le chlore y existe en grande quantité; qu'il n'y est retenu que par de faibles liens; qu'il n'y est que flottant, pour ainsi dire, dans l'eau de dissolution; qu'il y est toujours prêt à s'en échapper, et que finalement ce principe a une extrême affinité pour l'hydrogène, on peut se représenter cette dissolution, sous la forme d'une foule de petites mains invisibles, qui se glissent dans l'intimité des tissus pour en occuper tous les points, y distribuer le chlore, s'emparer de l'hydrogène, former de l'acide hydro-chlorique, et par cette soustraction d'hydrogène, ébranler et détruire la combinaison d'où résultait le miasme pestilentiel.

Quant à leur efficacité pour le traitement de la maladie, c'est un point encore ignoré. Nous ne nous flattons pas de la traiter mieux qu'on ne le fait d'ordinaire, le remède n'étant pas encore trouvé. La bonté de Dieu le découvrira sans doute un jour aux prières et aux recherches des hommes, comme elle leur a découvert le quinquina pour les fièvres intermittentes, et le mercure pour un autre genre de maladies. En attendant, nous tenons pour certain, que s'ils ne guérissent pas de la peste, les chlorures en préservent. Voilà le point où nous en sommes. . . . .

Que Dieu bénisse les jours de Votre Excellence, et qu'elle nous conserve les bons sentiments dont elle nous honore, et auxquels nous répondons par les nôtres, de tout notre cœur!

Signé Pariset, Darcet, Guilhou,
Bosc, Dumont, Lagasquie.

Extrait du journal de la commission médicale, envoyée en Orient par le roi de France, et présidée par M. Pariset.

N° 31.—*Extrait du rapport adressé à M. le Directeur des établissements d'utilité publique et de secours généraux du royaume, sur l'efficacité des chlorures d'oxides, pour prévenir la contagion du typhus nautique, par le docteur* Robert, *médecin du lazaret de Marseille.*

Monsieur le directeur,

Son Excellence le ministre de l'Intérieur, ayant témoigné, par sa lettre du 19 août 1825, à l'intendance sanitaire de Marseille, le désir de voir faire, sous ma direction, des expériences dans le lazaret, pour constater les effets des chlorures d'oxides, désignés par M. Labarraque, pharmacien de Paris, comme des substances désinfectantes et anti-miasmatiques ; cette administration se hata de créer une commission, composée de deux intendants, cinq médecins et trois chimistes. Après de nombreuses expériences et d'importantes discussions scientifiques, cette commission rédigea un rapport très étendu, le 8 décembre dernier et l'intendance sanitaire à laquelle il fut remis, après l'avoir adopté, le transmit à son Excellence le ministre de l'Intérieur.

Depuis cette époque, les lavages des vaisseaux suspects où infectés, leur assainissement, se sont toujours faits avec les chlorures, et leur usage est devenu journalier dans le Lazaret, pour tous les passagers et les gardes de santé en quarantaine. Ils ont remplacé les fumigations guitonniennes, pour l'ordinaire si incommodes, pour ceux qui les respirent dans des lieux peu aérés.

. . . .

Jusqu'à ce moment, je n'ai pas eu l'occasion de constater la propriété anti-pestilentielle des chlorures, faute d'un germe de peste vivant dans le lazaret, mais leur efficacité vient d'être authentiquement reconnue, contre le typhus nautique.

du Levant, et dans ceux à fièvre jaune des Antilles, afin que les médecins amis de leurs semblables et de la prospérité commerciale de leur patrie, puissent répondre aux vœux et aux besoins de l'époque présente.

Signé Robert.

N° 33.—*Instruction par* M. Labarraque, *concernant les mesures de précaution auxquelles pourrait être astreint, avant son entrée dans un port, un navire porteur ou supposé porteur d'une maladie contagieuse.*

Un navire porteur d'une maladie contagieuse ou jugée telle par la visite de santé, est envoyé au lazaret. Avant l'entrée de l'équipage dans cet établissement, tous les hommes ou animaux devraient être baignés en entier, dans l'eau contenant une livre de chlorure d'oxide de sodium, sur la capacité d'une baignoire ordinaire. Ce bain serait chaud ou froid, et d'une plus ou moins longue durée, d'après les vues des hommes de l'art; mais toujours sur toute la surface du corps, même sur la tête. On serait tenu de faire des frictions, au moyen d'une éponge ou d'une brosse trempée dans l'eau chlorurée. Ces frictions seraient faites par les marins eux-mêmes, qui se rendraient mutuellement ce service, sous la surveillance d'un employé, qui veillerait à la stricte observation du procédé.

Le linge des hommes contaminés, devrait être lavé dans de l'eau aiguisée de chlorure, et les habits qui pourraient être altérés par ce liquide, devraient être étendus sur des cordes, dans une pièce particulière, où des arrosages avec du chlorure étendu de 80 à 100 parties d'eau seraient faits chaque matin; les portes et croisées de cette pièce seraient tenues fermées dans le jour, et entièrement ouvertes chaque nuit, pour permettre l'impression du serein sur ces hardes.

Les salles où les hommes sont logés dans l'intérieur du lazaret, devraient être arrosées matin et soir avec une semblable solution très étendue, soit que les hommes fussent malades ou bien portants : nulle incommodité ne peut en être la suite. La respiration n'éprouve point de gêne, comme quand on habite une salle dont l'atmosphère est chargée de chlore.

Les marchandises contenues dans le navire contaminé, seront soignées et *sereinées* comme elles l'ont été jusqu'à présent ; seulement, je crois très utile de les arroser, si c'est de la laine ou du coton, avec une solution de chlorure, peu d'heures avant la chute du serein. Si ces objets peuvent être altérés par le chlorure, des arrosages avec ce même agent pourront être faits à côté de ces marchandises, qui, plus ou moins hygrométriques, absorberont l'humidité chargée de chlore qui les entoure.

Le navire complétement déchargé, devra être lavé avec du chlorure ; et voici comment je conçois que l'opération puisse être faite. Une solution de chlorure d'oxide de sodium assez concentrée, serait appliquée sur et dans l'intérieur du navire, de la même manière que les peintres font quand ils veulent passer à l'eau seconde, les boiseries d'un appartement ; ensuite le lavage serait fait à grande eau. Il est entendu que le lavage à l'extérieur du navire, devra commencer sur la partie qui flotte sur l'eau. Cette opération exactement faite, on pourrait faire une forte fumigation guytonienne en fermant les écoutilles. D'après mes idées, cela serait inutile ; mais comme il s'agit de se préserver d'une contagion, passer le but n'est pas un mal.

MINISTÈRE DE LA GUERRE.

A M. Labarraque, *pharmacien à Paris.*

Paris, 15 mars 1830.

N° 34. — J'ai reçu, Monsieur, avec votre lettre du 23 février dernier, une copie du mémoire que vous avez présenté, en mars

1829, à son Excellence le Ministre du commerce, et dans lequel vous indiquez les moyens dont l'emploi vous paraît propre à préserver une armée des maladies contagieuses.

Le conseil de santé militaire, par qui j'ai fait examiner ce mémoire, s'est plu à rendre justice aux vues utiles, aux sages observations qu'il renferme.

Il a cru toutefois devoir faire remarquer, que le moyen préservatif de votre invention était déjà sanctionné par l'expérience ; qu'on avait à se louer tous les jours de l'utile emploi qu'on faisait dans le service des hôpitaux militaires, d'une découverte aussi précieuse, et que le chlorure d'oxide de sodium était compris, pour une quantité très importante, dans les approvisionnements de réserve qui doivent être formés, d'après mes ordres, pour le service de l'expédition d'Afrique.

Je ne m'en fais pas moins un plaisir d'applaudir aux motifs qui vous ont porté à me faire cette intéressante communication dans les circonstances actuelles, et je vous prie d'en recevoir mes sincères remerciements.

J'ai l'honneur d'être, etc.

Le Ministre Secrétaire d'Etat de la guerre,

Pour le Ministre et par son ordre, le Maréchal de camp directeur,

Signé ***.

II. PARTIE.

MÉDECINE HUMAINE.

N° 35.—De nombreuses applications du chlorure d'oxide de sodium, ont été faites au traitement des maladies qui affectent l'espèce humaine; je me bornerai toutefois à reproduire ici la partie de l'instruction publiée par M. Labarraque, et presque devenue populaire, qui traite de l'usage de sa liqueur contre les ulcères, la gangrène, les brûlures dégénérées, le charbon, etc.

Dans cette partie de son instruction, M. Labarraque a résumé la plupart des observations importantes, relatives au traitement des affections précitées dues à MM. Baudeloque, Biett, Blandin, Boistard, Bouneau, Bourgeois, Casenave, Chantourelle, Cloquet J., Constant, Cottereau, Cullerier, Deneux, Deslandes, Descieux de Monfort Lamaury, Fabrépalaprat, Gensoul, Godier, Gorsse, Guersent, Huin, Keraudren, Lagneau, Larrey, Lisfranc, Marjolin, Monot, Montagne, Morère, Pegot-Ogier, Poirson, Rey, Ribes, Roche, Robert de Marseille, Samson, Segalas, Senné de Surgère, Willaume de Metz, Yvan, etc.

« Pour les ulcères sordides, on mettra un verre à liqueur de chlorure avec cinq fois autant d'eau pure, et on trempera dans ce mélange, des plumasseaux de charpie, dont on recouvrira ces vieux ulcères : le pansement sera fait deux fois par jour. Si la plaie devient rouge et enflammée, on allongera de nouveau ce mélange de cinq parties d'eau; si, au contraire, la plaie ne change pas d'aspect, elle sera pansée une ou deux fois avec du chlorure coupé de moitié seulement, afin de déterminer une légère inflammation, indispensable pour faire passer les ulcères atoniques à l'état de plaies simples. La cicatrisation marchera ensuite rapidement. Au moment où l'on applique le chlorure sur l'ulcère, la fétidité est détruite.

La gangrène, la pourriture d'hôpital, les brûlures dégénérées, les vieux ulcères syphilitiques, les dartres rongeantes, seront traités de la même manière. Pour le charbon, le chlorure devra être employé pur. On désinfectera le cancer en suppuration, avec de l'eau tiède ou froide, contenant un vingtième de chlorure d'oxide de sodium. Le même mélange, ou affaibli encore de cinq à dix parties d'eau, sera employé pour désinfecter l'ulcère à l'utérus : les injections pourront être faites deux ou trois fois par jour. On passera d'abord de l'eau bouillante dans la seringue, et immédiatement on remplacera ce liquide par l'eau chlorurée ; la chaleur du métal se communiquera à cette eau, dont la température sera alors assez élevée pour servir à l'injection.

Pour les ulcérations dans les fosses nasales, à la gorge, au voile du palais et sur les gencives, le chlorure sera étendu de huit à dix parties d'eau pure ; cependant on les pourrait toucher avec un pinceau de charpie trempé dans du chlorure pur.

Des injections avec du chlorure étendu de vingt à trente parties d'eau, préviennent la leucorrhée, et la font cesser si elle existe. »

Entre autres exemples remarquables de guérison de plaies, obtenues au moyen du chlorure d'oxide de sodium, je citerai les suivants :

Mlle Taglioni portait sur l'articulation du gros orteil, une plaie de la largeur d'une pièce d'un franc, qui l'éloignait du théâtre depuis plusieurs semaines, et contre laquelle les médications ordinaires avaient échoué ; le nitrate d'argent en excitait à peine la surface. M. le docteur Boulu appliqua sur cette plaie indolente, une compresse de charpie imbibée de liqueur de Labarraque : elle fut complétement cicatrisée en très peu de jours.

« En juin 1825, un ouvrier d'une brasserie de la rue Mouffetard, le nommé Lesueur, était occupé à balayer le pourtour d'une chaudière où se faisait une décoction d'orge germé. Le liquide était en ébullition : un faux pas sur une planche faillit le précipiter dans la cuve. Il se retint; mais la cuisse gauche plongea dans la chaudière et le tronc vint porter sur le bord de celle-ci, où il reçut les ondes bouillantes. Cet homme fut apporté à la Pitié, dans un état complet de stupeur; presque toute la surface de son corps présentait des plaies profondes; il était impossible d'imaginer une brûlure plus grave.

Le chlorure *employé d'une manière convenable, car autrement il eût pu aggraver le mal qu'il était appelé à guérir*, a fait merveille. Dès le 28, les parties où il n'existait que de la rubéfaction et de la vésication étaient guéries, et, le 11 juillet, la cicatrisation marchait avec assez de rapidité pour qu'il fût déjà possible de prévoir que le malade sortirait bientôt de l'hôpital, parfaitement guéri.

(Lisfranc, *Bulletin général de thérapeutique*, tomes XV, page 39, et XVI, page 252.)

P***, caporal au 16ᵉ de ligne, entré à l'hôpital militaire de Picpus, atteint d'un ulcère qui, depuis près d'un an, avait résisté aux traitements ordinaires, fut soumis, le 16 mai 1823, à l'application du chlorure d'oxide de sodium.

A cette époque, il était dans l'état suivant :

Maigreur et faiblesse extrêmes, inflammation des organes gastriques et pulmonaires, gencives boursouflées, peau sèche et aride, constipation et insomnie continuelles. L'ulcère est d'un aspect horrible; il occasionne d'atroces douleurs; les bords sont gonflés; la peau qui les forme est décollée; la suppuration très abondante, très fétide, est mêlée de sang, que laissent échapper les vaisseaux corrodés.

Ce malade est pansé trois fois par jour, avec des plumasseaux trempés dans le chlorure d'oxide de sodium, à la dose de deux onces sur quatre d'eau. Le lendemain, l'odeur de chlore a remplacé celle de la pourriture d'hôpital : on augmente d'une once la dose du médicament, et l'on continue le même pansement. Le surlendemain, il n'y a plus d'odeur fétide, presque plus de suppuration ; la cicatrisation se montre sur divers points de la plaie : les autres accidents inflammatoires ont disparu.

Le 5e jour, le chlorure est appliqué pur ; la cicatrice marche toujours rapidement. Le 9e, l'inflammation, devenue très intense, oblige à supprimer l'usage du chlorure ; la plaie est pansée à sec et les chairs fongueuses cautérisées avec le nitrate d'argent. On revient au chlorure, vers le 14e jour, et au 18e, il ne reste plus que quelques petits points ulcérés. Aujourd'hui, 14 juillet, P*** est radicalement guéri.

(Gorsse, *Mémoires de médecine, de chirurgie et de pharmacie militaires*, tome XIV.)

Il importe de ne pas oublier, que, même pour les affections contre lesquelles le chlorure d'oxide de sodium est habituellement employé, soit seul, soit concurremment avec d'autres agents thérapeutiques, les malades devront recourir aux lumières des hommes de l'art, seuls capables d'en surveiller convenablement l'application.

N° 36. — *Extrait du rapport fait au Conseil supérieur de santé du royaume, sur les chlorures d'oxides, par* M. Pariset.

. . . . Les effets dangereux produits sur les organisations vivantes, par les matières imperceptibles, connues sous le nom de miasmes, sont très variés ; et ils autorisent, par leur variété même, à admettre dans ces miasmes, des natures ou des tours, des modes non moins diversifiés de composition. Mais non-seulement ces compositions, ou, si l'on veut, ces intimes natures sont diverses, mais elles peuvent encore être opposées. Celle-ci peut exclure celle-là, et réciproquement. Et si jamais il était possible de pénétrer dans cette espèce d'ultrà-physique, peut-être parviendrait-on à découvrir entre les effluves dont il s'agit, des actions et des réactions telles, que l'on pourrait faire servir celui-ci à neutraliser celui-là, et réciproquement; de la même façon que la vapeur de l'ammoniaque est neutralisée par celle de l'acide hydrochlorique, etc.; ou bien de la même façon que les vapeurs d'hydrogène sulfuré sont anéanties sur-le-champ par leur mélange ou leur contact avec le chlore.

A défaut d'un art si parfait, la chimie a cherché à y suppléer par les moyens dont elle dispose; elle a cherché à atteindre ces corpuscules nageant dans l'atmosphère, et à opérer sur eux, comme elle opère sur une foule d'autres substances très atténuées d'ailleurs, soit pour en émousser l'activité par de simples mélanges, soit pour les dénaturer et les détruire, en leur faisant subir une véritable décomposition; ou en les faisant entrer dans des combinaisons toutes nouvelles. C'est dans ces vues, que tantôt elle a voulu déplacer l'air par des détonations; tantôt elle y a dégagé une grande quantité de calorique; tantôt elle y a fait passer de l'eau ou mêlé des fumées aromatiques; tantôt enfin, elle y a introduit, et comme jeté à profusion, des vapeurs très actives d'acide sulfureux, d'acide nitrique, et en dernier lieu, de chlore. Mais, il faut l'avouer, ces essais jusqu'ici n'avaient point été fructueux, et malgré les succès du chlore lui-même, le problème que la chimie avait tenté de résoudre présentait encore toutes ses difficultés.

Tel était l'état des choses, lorsqu'il y a cinq ou six ans, la solution de ce problème fut proposée au public, comme sujet de prix, par l'administration. M. Labarraque se mit sur les rangs pour le concours, et c'est à lui que le prix a été décerné. En répétant les expériences faites avec le chlore, au lieu de s'en tenir aux procédés suivis par ses prédécesseurs, il conçut l'idée fort heureuse d'employer le chlore associé aux oxides pour lesquels le chlore a un certain degré d'affinité; en d'autres termes, il employa des chlorures, c'est-à-dire, des substances, qui, sous un petit volume, renferment des quantités plus considérables de chlore; et comme ces chlorures sont solubles, et qu'en se dissolvant dans l'eau, le chlore s'échappe aisément, c'est dans ce double état de concentration et de dispersion dans l'air atmosphérique, qu'il peut atteindre les particules délétères.

Quoi qu'il en soit de cette théorie, ce qui est incontestable, c'est que les expériences de M. Labarraque ont eu un plein succès, et que les désinfections qu'il opère, sont les plus rapides et les plus complètes que l'art des chimistes ait opéré jusqu'ici.

Ses premières expériences publiques ont été faites sur des matières mortes en putréfaction. Ainsi, dans le courant du mois d'août 1822, dans le village de Clichy, et en présence des commissaires envoyés par le conseil de salubrité et par la société d'encouragement, plus de mille ventres de bœufs entassés dans des tonneaux, ont été désinfectés en très peu d'instants. Il suffisait de les baigner quelques secondes dans une solution de chlorure. Des cadavres trouvés en putrilage, par exemple celui de l'épicier Boursier, tiré de terre après trente-deux jours d'inhumation, exposé à l'air, gonflé par la chaleur et exhalant une puanteur intolérable, a perdu instantanément cette effroyable odeur, après avoir été arrosé avec la solution. Depuis ces épreuves, d'autres ont été faites à la Morgue, dans des salles de dissection, dans des salles d'hôpitaux, sur le vaste emplacement des halles, et toutes ont conduit à des résultats aussi favorables et aussi péremptoires.

On a essayé l'emploi de ces mêmes lotions sur des hommes vivants, dans le cas d'ulcères rongeants, syphilitiques ou cancéreux, dans le cas de gangrène, d'anthrax et de pourriture d'hôpital, et la disparution de l'odeur fétide n'a été ni moins prompte ni moins entière.

Si les expériences de M. Labarraque ont réussi à ce point, il est visible qu'elles doivent réussir également dans tous les lieux où de grandes masses d'hommes se réunissent : dans les prisons, les casernes, les théâtres, les tribunaux, les églises, les écoles, les fabriques, et plus spécialement encore dans les vaisseaux de la marine marchande et militaire, et par conséquent dans les lazarets, que l'on peut si justement assimiler aux hôpitaux, et où la propreté et la désinfection sont encore, dans beaucoup de cas, d'une nécessité plus urgente et plus impérieuse.

Le conseil supérieur de santé est donc persuadé qu'il remplit son devoir, en appuyant la demande formée par M. Labarraque, d'être autorisé à tenter des expériences dans les lazarets; en la recommandant à S. Exc. le ministre de l'intérieur, et en y ajoutant cette considération de plus, que les procédés de M. Labarraque seraient d'une utilité plus grande encore, et plus efficace, si on les employait à la purification des navires de la marine marchande, lorsqu'après un voyage de long cours, ces navires entrent dans un port de France. Il ne faut jamais perdre de vue, qu'il n'est peut-être pas un seul de ces bâtiments, qui, malgré la santé actuelle de l'équipage et des passagers, ne renferme en lui les germes d'une maladie redoutable pour les habitants du port, comme ne l'ont que trop prouvé, les faits de ce genre observés depuis un siècle, dans les différentes parties de l'Europe, et surtout dans ces dernières années à Cadix, à Livourne, à Barcelonne, au port du Passage, etc., etc. Les vues que M. Labarraque développe sur ce point capital, dans sa lettre au Ministre, lorsqu'il recommande l'emploi des chlorures en bains pour les personnes, en lotions ou en aspersions pour les vêtements et les marchandises, sont dignes d'être prises en considération.

Fait à Paris, ce 27 février 1825.

Signé E. PARISET.

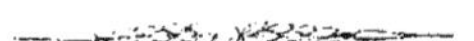

IIIᵉ PARTIE.

HYGIÈNE DES ANIMAUX.

De l'emploi du chlorure d'oxide de sodium, pour préserver les chevaux de la morve, et pour assainir les écuries, les étables, les bergeries, les porcheries, les magnaneries, etc., etc.

Nº 37. — *Extrait du rapport fait à Son Excellence le Ministre de la guerre, par* M. LE GÉNÉRAL VICOMTE TALON, *commandant la 2ᵉ brigade de cavalerie légère de la garde royale, sur la désinfection par le chlorure d'oxide de sodium, des effets de harnachement imprégnés du virus morveux, et sur l'assainissement des lieux qui auraient été habités par des chevaux morveux.*

Monseigneur,

Désirant s'éclairer sur l'efficacité du procédé proposé par le sieur Labarraque, pharmacien à Paris, pour désinfecter les effets de harnachement ayant servi à des chevaux morveux, Votre Excellence a bien voulu me donner une nouvelle marque de sa confiance, en me chargeant de diriger les expériences qui pourraient conduire à un résultat certain.

Une telle mission n'était pas sans difficultés. Il s'agissait de prononcer sur une question qui divise depuis longtemps les hommes les plus instruits dans l'art vétérinaire, ainsi que les officiers de cavalerie les plus renommés par leurs connaissances. La responsabilité que j'allais faire peser sur moi était effrayante, et, je dois l'avouer, convaincu par une longue expérience, que la morve est une maladie contagieuse contre laquelle on ne saurait prendre des mesures trop violentes, je n'étais pas sans quelques préventions défavorables, à l'égard d'un procédé chimique entièrement opposé à mon opinion personnelle. Toujours, jusqu'ici, j'avais combattu l'usage de conserver les effets de harnachement qui avaient servi à des chevanx morveux; j'aurais voulu que le feu les détruisît tous. Mais, uniquement mu par l'intérêt du service, j'étais disposé d'avance à faire le sacrifice de mon opinion, à rendre hommage à la vérité, si les résultats des expériences pouvaient offrir une garantie suffisante contre la morve, ce fléau destructeur.

C'est dans ces dispositions, Monseigneur, que j'ai accepté la mission dont Votre Excellence m'a chargé; c'est dépouillé de tout préjugé, que je viens lui en rendre compte aujourd'hui.

La commission, présidée par moi, et composée de M. le sous-intendant, M. de Senneville, et du sieur Bournier, vétérinaire en 1er au 2e régiment de cuirassiers de la garde royale, après avoir arrêté l'ordre de ses opérations, a cherché, par une suite longue et non interrompue d'expériences, à asseoir son opinion sur l'efficacité du chlorure d'oxide de sodium, appliqué comme moyen de désinfection. Pour arriver à une solution exacte et satisfaisante, il fallait se placer dans les conditions les plus fâcheuses; aussi, fit-on choix dans les divers régiments, de six chevaux déjà affectés de morve aux second et troisième degrés. Ces chevaux furent réunis à Paris, dans le quartier de l'Ecole Militaire, et pendant six semaines consécutives, conduits à la promenade revêtus de leur harnachement complet, menés à des allures vives, afin d'exciter en eux une abondante transpiration. Rentrés à l'écurie, le harnachement restait encore sur eux durant toute la journée, de manière à le saturer de virus morveux. Lorsqu'ils furent arrivés au plus fort degré de la maladie, que ses ravages se manifestèrent par les signes extérieurs les plus caractérisés, je fis procéder en ma présence à leur abatage. J'invitai M. Girard, directeur de l'Ecole royale d'Alfort, ainsi que les vétérinaires de tous les régiments de la garde, à assister à cette opération, dont procès-verbal fut dressé; immédiatement après, le sieur Labarraque s'occupa e la désinfection des effets de harnachement qui avaient servi aux chevaux qui venaient d'être abattus;

Voici la manière dont il opéra :

Une bouteille de chlorure d'oxide de sodium fut étendue dans douze parties d'eau; avec ce mélange on lava, à l'aide d'une brosse, les diverses parties de cuir, de toile, de fer, de drap, de laine, etc., etc., qui composent un harnachement. La selle et la bride furent démontées, mais la schabraque resta sans être décousue. Quand cette lessive fut achevée, on laissa sécher les objets qui y avaient passé, et trois jours après, on oignit toutes les parties en cuir, avec de l'huile de pied de bœuf, ce qui leur rendit une souplesse égale, sinon supérieure, à celle qu'ils pouvaient avoir étant neufs.

Après cette double opération, les harnais furent remontés, et de suite ils ont servi à des chevaux en parfait état de santé. Ces chevaux, amenés à l'Ecole Militaire, à Paris, furent placés dans une petite écurie, qui fut assainie sous nos yeux, au moyen d'aspersions abondantes de chlorure d'oxide de sodium étendu d'eau, dans la proportion d'une bouteille pour la place de deux chevaux.

Chaque jour ils prenaient un exercice modéré, mais suffisant pour exciter en eux une transpiration qui s'imprégnait dans leurs harnais; de plus, à l'écurie, la couverture restait constamment sur eux. Du reste, soumis aux mêmes conditions hygiéniques que tous les autres chevaux de troupe, rien ne fut changé à leur régime, et leur santé ne s'est nullement altérée, pendant les six mois qu'a duré la surveillance exercée à leur égard.

Pour prononcer d'une manière certaine et absolue sur l'utilité du procédé du sieur Labarraque, la commission n'a pas cru qu'il fût besoin de prolonger les expériences qu'elle dirigeait, pendant un plus long laps de temps; et elle n'hésite pas à proclamer, non-seulement la supériorité du mode de désinfection par le chlorure d'oxide de sodium, sur tous ceux pratiqués jusqu'à ce jour, mais il lui semble permis de concevoir l'espoir fondé, que le contact et la superposition des effets de harnachement désinfectés par le chlorure d'oxide de sodium, ne présente aucun danger de contagion.

Frappée des résultats obtenus pour la désinfection des effets de harnachement, la commission a accueilli avec empressement la proposition faite par le sieur Labarraque, d'appliquer son procédé à l'assainissement des lieux qui auraient été habités par des chevaux morveux.

En conséquence, six chevaux pris parmi ceux dont la réforme avait été ajournée à l'inspection générale de 1828, ont été établis à l'Ecole Militaire, dans l'écurie précédemment occupée par les chevaux morveux, qui avaient servi aux premières expériences. Cette écurie a été assainie par le sieur Labarraque, et après six mois entiers d'habitation, ces animaux en sont sortis sains et saufs, ce qui prouve d'une manière incontestable, combien est actif et infaillible le chlorure d'oxide de sodium, appliqué comme agent dans la désinfection des lieux et des effets attaqués du virus morveux, car assurément, d'après l'état affreux dans lequel se trouvaient les chevaux morveux qui avait habité précédemment cette écurie, l'expérience est devenue concluante. La commission est donc d'avis, que les aspersions d'eau mêlée de chlorure d'oxide de sodium, devraient remplacer le blanchiment des écuries par la chaux, et que les écuries des infirmeries devraient être ainsi assainies plusieurs fois dans l'année.

Suivent les procès-verbaux des expériences, signés de MM. le vicomte Talon, maréchal de camp; de Senneville, sous-intendant militaire; Bourgeois, capitaine d'habillement; Pelletier, sous-lieutenant; Kling, chef sellier; Boursier, Menot, Forthum, Warnet, Sergent, Seon, artistes vétérinaires des divers régiments de la garde, et Girard, directeur de l'École royale vétérinaire d'Alfort.

(*Recueil de Médecine vétérinaire*, t. 6, 6e année.)

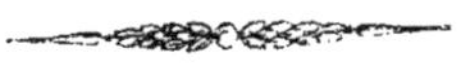

N° 38. — *A M. l'éditeur du Recueil de médecine vétérinaire.*

Paris, le 29 décembre, 1828.

Monsieur,

Les succès multipliés obtenus dans diverses circonstances, de l'emploi du chlorure d'oxide de sodium comme agent de désinfection, firent penser à Son Exc. le Ministre de la guerre, qu'on pourrait en faire l'application à l'assainissement des effets de harnachement, et à celui des écuries ayant servi à des chevaux morveux.

Dans la vue de s'assurer du degré d'efficacité de ce nouveau procédé, le Ministre a donné des ordres, pour qu'il fût fait différentes expériences dans les corps de cavalerie de la garde royale, sous la direction de M. le général vicomte Talon.

Le rapport que ce général vient d'adresser sur cet objet, constate que les résultats des épreuves répétées qui ont lieu, sont on ne peut plus satisfaisants, et permettent d'espérer, que le nouveau moyen de désinfection, pourra être mis en usage dans l'armée avec toute sécurité pour la santé des chevaux, et sans produire aucune altération sensible dans la qualité des matières dont se compose la sellerie militaire. Afin que ces faits, qui semblent concluants, parviennent promptement à la connaissance des vétérinaires régimentaires et des vétérinaires civils, Son Exc. désire qu'extrait du rapport de M. le général Talon, ainsi que les huit procès-verbaux dressés dans le cours des épreuves, soient insérés dans le cahier du Recueil de médecine vétérinaire, qui doit paraître pour le mois courant. J'ai, en conséquence, l'honneur de vous transmettre ci-joint ces neuf pièces.

Je vous prie de vouloir bien en ordonner l'impression, et de me faire parvenir une épreuve du numéro qui les contiendra.

J'ai l'honneur d'être, etc.

Le Secrétaire général du Ministère de la guerre,

Signé D'HINCOURT.

N° 39. — MINISTÈRE DE LA GUERRE.

A M. Labarraque, *pharmacien à Paris.*

Monsieur,

Les expériences qui ont eu lieu, d'après mes ordres, sous la direction de M. le général vicomte Talon, pour vérifier l'efficacité de votre chlorure d'oxide de sodium, employé à l'assainissement des objets et des écuries infectés du virus morveux, ont donné des résultats qui m'ont paru si concluants en faveur de votre procédé, que je me propose de l'adopter incessamment pour toute la cavalerie de l'armée, en prescrivant aux conseils d'administration des corps, de faire exclusivement usage du chlorure composé par vos soins.

Je vous prie, en conséquence, de me faire connaître à quel prix vous pouvez livrer ce chlorure aux régiments de cavalerie, tant de la garde que de la ligne, par caisses de 12 ou 20 bouteilles, en prenant à votre compte les frais d'emballage, et ceux de transport jusqu'aux lieux de garnison.

J'ai l'honneur d'être, Monsieur, avec une considération très distinguée, votre très humble serviteur,

Le Ministre Secrétaire d'Etat de la guerre,

Pour le Ministre et par son ordre,

Le Secrétaire général,

Signé D'HINCOURT.

N° 40.—*Instruction concernant l'assainissement des écuries, étables, bergeries, porcheries, etc.*

Lorsque ces lieux seront insalubres, ou auront contenu des animaux malades, on devra, pour les assainir, commencer par les débarrasser des litières, fumiers, seaux, coffres à avoine, fourches, étrilles et autres meubles ou appareils, puis en laver à grande eau, le sol, les faces latérales, les plafonds, les mangeoires, râteliers, etc., au moyen d'éponges, de balais ou de brosses, en agissant à la manière des peintres qui passent à l'eau seconde les boiseries d'un appartement, et faisant, autant que possible, pénétrer le liquide dans les crevasses des murs, les fentes des mangeoires et des solives, les angles rentrants, partout où peuvent se former de petits foyers d'infection. Au besoin même, on gratterait les portions des mangeoires et des râteliers qui seraient profondément encrassées.

Cela fait, on versera une bouteille de chlorure d'oxide de sodium dans un seau d'eau pure; on remuera le mélange; on y trempera une forte brosse ou un balai de bruyère, puis on passera avec force et en appuyant, cette brosse ou ce balai sur toutes les faces des murs, sur la mangeoire, le râtelier, et plus généralement sur toutes les parties hautes et basses de l'écurie, de l'étable ou de la bergerie, encore en faisant pénétrer le liquide, partout où l'on peut supposer qu'existent des matières en décomposition putride. Au lavage à l'eau chlorurée, on fera succéder un troisième et dernier lavage à l'eau pure; enfin on balaiera le sol pour entraîner l'eau qui s'y sera rassemblée; on ouvrira portes et fenêtres, afin que le courant d'air sèche la pièce.

Les meubles et ustensiles qu'on en avait enlevés, seront à leur tour lavés, d'abord à l'eau pure, en second lieu à l'eau chlorurée, en dernier lieu à l'eau pure. Ceux d'entre eux qui, semblables aux brosses, aux étrilles, pourront être plongés dans le baquet contenant la solution de chlorure, y devront d'ailleurs séjourner pendant quelques minutes.

Après une opération convenablement faite, et la dessiccation de la pièce, on pourra sans crainte y replacer des animaux bien portants.

Seulement, dans les cas d'épizootie, il sera bon de pratiquer matin et soir, à la surface du sol de l'écurie, de l'étable, de la bergerie, ou de la porcherie, etc., un abondant arrosage avec de l'eau contenant pour 4 ou 5 seaux, une bouteille de chlorure, et de temps à autre, de laver les animaux avec un semblable mélange.

Nota. On sent que ces moyens d'assainissement, ne dispensent pas de la nécessité de construire les écuries, étables, bergeries, etc., très vastes, proportionnellement au nombre d'animaux qu'elles doivent contenir, de les bien ventiler, de les tenir constamment propres, etc.

N° 41.—*Extrait d'une lettre concernant l'assainissement d'une magnanerie, adressée à* M. Labarraque, *pharmacien à Paris.*

Le 11 novembre 1826.

Monsieur,

J'ai été témoin, l'été dernier, de résultats très satisfaisants de l'emploi de vos chlorures, pour la désinfection d'un local destiné à l'éducation des vers à soie, où, depuis plusieurs années, ils étaient toujours plus ou moins atteints d'une maladie, la plus fâcheuse de toutes, vulgairement appelée *muscardinage* ou *touffe*, que l'expérience fait regarder comme endémique et éminemment contagieuse. Ce fléau, le désespoir du cultivateur, le force souvent à abandonner cette branche d'industrie; il a toujours à regretter d'oser le braver, par l'impossibilité où l'on a été, jusqu'à ce jour, d'assainir un local vicié; et celui qui est réputé le plus sain, peut tout à coup se trouver infecté, soit que la contagion y soit apportée du dehors, soit qu'elle s'y développe spontanément ou héréditairement. Plusieurs auteurs ont décrit cette maladie, mais aucun n'a pu indiquer de remède ou de préservatif certain. Les précautions les plus usitées se bornent à quelques lavages à l'eau de chaux et à des fumigations, etc.; mais l'emploi de ces divers moyens a toujours été absolument insuffisant.

M. Devalleton, maire de la commune de Saint-Didier, près Aubenas, département de l'Ardèche, éprouvait, depuis plusieurs années des pertes considérables, par le muscardinage; à l'aide de vos instructions, je le déterminai à faire l'essai des chlorures dans sa coconnière, pour en détruire les miasmes. Mais il ne put commencer cette opération qu'à une époque ou la présence des vers à soie ne permettait plus de la laver en entier, ainsi que les bois et planches sur lesquels reposent les vers. L'on fut donc réduit à se contenter d'arroser le sol avec les chlorures; cependant il lui restait encore de l'inquiétude; pour s'en affranchir, il voulut s'assurer si les vers à soie résisteraient eux-mêmes à l'action des chlorures. L'expérience qu'il en fit le rassura pleinement, dès lors il continua d'arroser l'appartement sans craindre de nuire aux vers, il fit aussi disparaître l'odeur infecte des litières, en les recouvrant de linges imbibés de chlorure. Ces soins furent continués jusqu'à la fin de l'éducation, et en résultat, il se trouva que la quantité des muscardins fut infiniment moindre, que durant aucune des années précédentes. . . . . .

La masse des observations que vous avez recueillies pour tous les cas de contagion, semble ne pas laisser le moindre doute, qu'on ne parvienne à des résultats tout à fait satisfaisants, en lavant avec vos préparations, le sol, les murs intérieurs des coconnières, ainsi que tous les bois, planches et bruyères qui y sont employés. La modique dépense qu'exigerait cette précaution, est absolument zéro, comparativement aux avantages immenses qui en résulteraient pour l'agriculture, les manufactures et le commerce.

Veuillez agréer, etc.

Signé Le comte De Sampigny.

Chevalier de Saint-Louis, membre de la Société d'encouragement.

M. D'Azemar, pharmacien à Rodez, écrivait à M. Labarraque, le 6 mai 1831,

« Votre chlorure d'oxide de sodium a produit dans notre

ville un effet merveilleux. Le secrétaire général de notre préfecture élevait des vers à soie dont une partie dépérissait journellement; je lui conseillai votre chlorure d'oxide de sodium: il suivit mon conseil, plaça dans l'appartement deux baquets contenant dix-neuf parties d'eau sur une de chlorure, les vers à soie n'eurent pas plutôt flairé cette vapeur, que la maladie cessa comme par enchantement, et la récolte des cocons fut très abondante.

Nota.—Quoique antérieure à la communication publiquement faite en 1827 par M. Bonafous, de la substitution des chlorures d'oxides, au chlore gazeux proposé dès 1801 par MM. Paroletti et Dandolo, pour l'assainissement des magnaneries; la lettre de M. De Sampigny, dont il vient d'être question, ne diminue en rien le mérite de l'observation de M. Bonafous, puisque, jusqu'à ce jour, cette lettre n'avait reçu aucune publicité.

M. Bonafous fait observer avec raison, que l'emploi du chlorure en quantité convenable, ne doit pas faire négliger dans les ateliers à vers à soie, la précaution d'y renouveler l'air et de les tenir le plus proprement possible.

IVe PARTIE.

MÉDECINE VÉTERINAIRE.

Observations relatives à l'emploi de la liqueur de Labarraque contre les tumeurs charbonneuses et gangreneuses, le farcin, la morve, la météorisation des bœufs, vaches, moutons, les indigestions des chevaux et des mulets, le fourchet, la limace, la clavelée ou claveau, le piétin ou clopin, besogne, panaris ou mal blanc, crapaud, pourriture des pieds des bêtes à laine ou à cornes, le mal de bois des porcs, diverses maladies des poules, etc.

N 42.—*Extrait d'une note de* M. Bouley *jeune, médecin vétérinaire, membre de l'Académie royale de Médecine.*

Les vétérinaires qui ont employé les sétons, dans le traitement des chevaux atteints de la maladie épizootique régnante au mois de juin 1825, ont pu remarquer, que ces moyens étaient presque toujours inutiles et souvent dangereux. Pour mon compte, j'ai observé huit tumeurs charbonneuses qui ont été le résultat de leur application; cinq des animaux qui en étaient affectés ont succombé, les trois autres ont guéri. Les cinq premiers ont été traités par la cautérisation et les antiseptiques à l'intérieur, les trois autres par les mêmes moyens, auxquels on a adjoint le chlorure d'oxide de sodium de M. Labarraque.

1re *Observation.* —Un cheval, âgé de cinq ans, fut atteint de la maladie régnante, un traitement rationnel fut mis en usage pour combattre cette affection, qui ne présenta aucun signe alarmant jusqu'au cinquième jour, époque à laquelle une tumeur considérable peu douloureuse, se manifesta au poitrail, dans l'endroit même où les deux sétons avaient été placés quelques jours auparavant, et prit en peu de temps tous les caractères du charbon. Je m'empressai alors de supprimer les sétons, je fis pénétrer à l'instant douze à quinze pointes de feu dans l'engorgement, et je prescrivis l'extrait de gentiane et le camphre. Ces moyens ne produisirent pas l'effet que j'en attendais, et dans le courant de la nuit du 5e au 6e jour, le mal fit des progrès rapides ; (nouvelle cautérisation, même traitement). Enfin, le 7e jour, la tumeur, qui avait pris un nouvel accroissement, laissait écouler une humeur sanieuse, fétide, d'une odeur particulière, qui ne permettait plus de douter de l'existence de la gangrène. La prostration des forces était portée à son comble, et tout annonçait une terminaison funeste et très prochaine. Tel était l'état presque désespéré de cet animal, lorsque le docteur Ségalas le vit, et m'engagea à employer le chlorure d'oxide de sodium de M. Labarraque, en m'assurant qu'il en avait obtenu des succès merveilleux sur l'homme, dans un cas semblable. Je fis faire de suite des injections de ce chlorure dans les ouvertures pratiquées au moyen du cautère ; ces injections furent renouvelées toutes les heures, et les plaies pansées immédiatement après, au moyen d'étoupes coupées. En outre, des aspersions fréquentes avec la même liqueur étendue de cinq à six parties d'eau, avaient lieu dans l'écurie.

A compter du moment où j'ai mis le chlorure en usage, la tumeur n'a plus fait de progrès sensibles, et l'odeur désagréable qu'elle exhalait est en partie disparue. Du quatrième au cinquième jour, les escarres ont commencé à tomber, la suppuration s'est établie et tout danger a cessé, enfin la plaie considérable qui est résultée de la chute des parties gangréneuses, s'est promptement cicatrisée, et en moins d'un mois, l'animal s'est trouvé en état de reprendre son service habituel.

Deuxième et troisième observation. Deux autres chevaux hors d'âge, ayant éprouvé les mêmes accidents que le précédent, par suite d'application de sétons, ont été traités et guéris de la même manière, dans l'espace de 20 à 25 jours.

Sans prétendre que le chlorure d'oxide de sodium soit une panacée contre les tumeurs gangreneuses, ou même, que seul il puisse suffire, je le considère comme un puissant auxiliaire ; les faits m'autorisent à en juger ainsi.

Recueil de médecine vétérinaire, juin 1825.

N° 43. — M. Chanas, médecin vétérinaire de la gendarmerie de Paris, ayant à traiter une tumeur charbonneuse qui, dans peu d'heures, avait pris un accroissement considérable, fit une incision profonde et très étendue, sur chaque côté du col d'un cheval qui ne donna aucun signe de sensibilité. Il fit ensuite placer des étoupes imbibées de chlorure concentré sur ces mêmes incisions. Au bout de quatre heures, l'animal éprouva de la douleur. Le pansement fut fait matin et soir pendant 5 jours, avec la même liqueur, la tuméfaction diminua progressivement, la cicatrisation se fit en peu de temps, et le cheval guérit.

Recueil de médecine vétérinaire, juin 1825.

N° 44. — MM. Dupuy, Girard fils et Vatel, tous trois professeurs à l'école vétérinaire d'Alfort, et M. Berger, médecin vétérinaire des gardes du corps, ont également constaté les propriétés du chlorure contre les affections gangréneuses du cheval.

Même Recueil, même année.

N° 45. — Le 25 septembre 1828, un des grands propriétaires de l'île Bourbon, M. Panon Desbassayns, écrivait à M. Labarraque.

« Des mulets de France nous ont porté dans ce pays le charbon, qui a fait des ravages affreux. J'avais eu cette maladie chez moi deux années de suite, et n'avais pu préserver les animaux qui n'étaient pas encore atteints, qu'en leur donnant chaque jour, pendant une semaine, une once de quinquina ; j'avais d'ailleurs perdu tous ceux chez lesquels la maladie s'était déclarée. En deux heures de temps, la gorge et la tête étaient si enflées que l'animal périssait. La maladie s'étant de nouveau déclarée sur mes mulets, et l'un d'eux même étant mort presque immédiatement, dès que l'on s'aperçut que la gorge des autres commençait à enfler, je leur fis administrer du chlorure 3 fois par jour, à la dose d'une cuillerée à café dans une bouteille d'eau. Les progrès du mal s'arrêtèrent aussitôt, et les symptômes alarmants disparurent dans l'espace de deux ou trois jours.

Pendant ce temps, je ne leur donnai que de l'eau de son pour toute nourriture, et je continuai le même traitement une semaine; après quoi, je les purgeai, d'abord avec une once d'aloës, le lendemain avec une bouteille d'huile de lin. Finalement, je leur ai fait prendre durant six jours, et sans cesser l'usage du chlorure matin et soir, une once de quinquina.

N° 46.—Une vache qui avait une dyssenterie putride, et qui était au moment de mourir, puisqu'elle était allongée sur la terre, sans mouvement, a été guérie en lui donnant du chlorure à boire et en lavement. (*Observation de M.* Desbassayns.)

N° 47.—Dans une lettre également écrite à M. Labarraque, le 28 fév. 1830, M. Séon, vétérinaire au deuxième de dragons, lui annonçait s'être servi avec succès du chlorure d'oxide de sodium, dans des cas de coryza gangréneux. On en mettait un verre environ dans les fumigations émollientes, au moment d'exposer à leur action, la tête des chevaux, laquelle alors était enveloppée d'un sac en toile, enduit à l'extérieur, d'un mélange de résine et de graisse, et percé inférieurement, d'une ouverture destinée au passage de l'air nécessaire à la respiration. Huit chevaux furent traités d'après cette méthode, tous guérirent parfaitement.

N° 48.—Le même praticien, le 1er avril 1829, écrivait, au sujet du farcin : « Le pansement des boutons de farcin avec un tiers de chlorure et deux tiers d'eau, leur donne en peu de jours l'aspect de plaies simples, et la guérison est encore facilitée par l'administration à l'intérieur, d'eau contenant un seizième de chlorure; mais, pour ce dernier moyen, il est nécessaire d'opérer sur un cheval docile, et chez lequel il n'y ait pas de complication d'affection de poitrine. »

N°49.—Plusieurs observations, et notamment celles dues à MM. Marc Etienne, vétérinaire en premier au régiment de cuirassiers d'Orléans, Lelong, vétérinaire au premier régiment d'artillerie, Huguet, Moiroud, Dard, insérées dans le *Journal vétérinaire*, tome 5, page 209, et tome 6, pages 381, 385, 697, sembleraient indiquer la possibilité de guérir la morve, au moyen du chlorure d'oxide de sodium, employé par les uns à l'extérieur, par les autres à l'intérieur; cependant il est vrai de dire, que le plus grand nombre des vétérinaires, considère cette maladie comme incurable, tout en reconnaissant que la liqueur précitée diminue, au moins temporairement, la gravité des accidents et spécialement le jetage.

N° 50.—Un très habile pharmacien, M. Charlot de Saint-Aignan, après avoir fait la curieuse remarque, que les gaz développés chez les bœufs, chevaux, etc., affectés de météorisation ou d'indigestion, sont absorbés par les chlorures d'oxides, a eu l'heureuse idée d'essayer l'emploi de ces derniers corps, sur ces animaux malades.

De nombreux essais, faits en présence de MM. Jousset, Simoneau, Drai, Salman, Garnon, Onchette, Blanchet, Joineau, Labreuille et autres cultivateurs des environs de Saint-Aignan, lui ont démontré l'efficacité de ce moyen curatif.

On ferait prendre aux bœufs, aux vaches, aux chevaux et aux mulets météorisés ou atteints d'indigestion, la valeur de deux à trois cuillerées à bouche de chlorure d'oxide de sodium, étendu dans une bouteille d'eau froide ; aux moutons et aux chèvres, etc., une cuillerée de la même liqueur, aussi étendue dans une bouteille d'eau.

N°51.—Il résulte de communications faites à M. Labarraque, par MM. Dujay, propriétaire à Rosoy et Levaillant, propriétaire à..., que des moutons atteints du piétin, ont été radicalement guéris, en leur lavant les pieds avec du chlorure d'oxide de sodium étendu de 20 parties d'eau, et répétant l'opération 3 ou 4 fois en 36 heures; ou mieux encore, en les leur enveloppant de compresses imbibées de ce même chlorure affaibli.

N° 52.—*Extrait d'une lettre adressée à M.* Labarraque.

Ponthing, le 12 septembre 1825.

Monsieur,

C'est avec le plus grand plaisir, que je m'empresse de vous annoncer les heureux résultats que j'ai obtenus de l'emploi du chlorure d'oxide de sodium, dans le traitement du fourchet ou limace, dont les pieds de plusieurs de mes bêtes à laine et à cornes étaient atteints, et qui s'était propagé d'une manière alarmante dans mes étables, quoiqu'elles soient proprement tenues. L'odeur fétide a disparu, dès le second jour des lambeaux de chair putréfiée sont tombés, et la cicatrisation s'est opérée du cinquième au sixième pansement.

J'ai employé le chlorure étendu de 2 à 4 parties d'eau, et fait panser une fois par jour.

J'ai l'honneur, etc.

Signé Des Colombiers.

Président de la Société d'agriculture des sciences et arts du département de l'Allier.

N° 53.—*Extrait d'une lettre adressée à M.* Labarraque, *pharmacien à Paris.*

Orthez, le 15 mars 1830.

« Un fléau dont la cause m'est inconnue, ravageait, depuis cinquante ans, une métairie située aux environs de ma propriété d'Orion. Devenu possesseur de cette métairie, j'ai cherché, mais inutilement, à me garantir de la maladie qui avait ruiné ou causé de grandes pertes à mes devanciers, et que les gens du pays appellent *Sarramia,* du nom du lieu où on l'a observée pour la première fois. Au mois de septembre dernier, étant à Orion, le domestique entra de bon matin dans ma chambre, en m'annonçant avec inquiétude, qu'un bœuf venait d'être atteint. Je me levai bien vite, les voisins étaient déjà accourus, et tous certifièrent que les symptômes qui se manifestaient, étaient bien ceux qui avaient détruit, depuis cinquante ans, les bêtes à cornes de mon bien.

Une petite piqûre se remarquait sur l'oreille, laquelle était brûlante ainsi que la corne; l'animal gisait sur la litière, refusant toute nourriture, toute boisson; l'enflure gagnait même le cou.

J'envoyai chercher un maréchal, qui, faute de lancette, se servit d'un rasoir pour pratiquer sur le bœuf, qu'il avait fait attacher, tant aux environs de l'oreille que sur le cou, quatre entailles profondes. L'animal supporta cette opération sans pousser un cri de douleur. On laissa saigner les plaies, puis on les tamponna avec du fin lin, imbibé de chlorure pur. Alors l'animal se mit à crier d'une telle force, qu'on l'aurait entendu à 500 pas. Je fis attacher le tampon enveloppé d'un linge, et cela fait, on présenta de l'eau au bœuf, qui la but. Le soir, le bandage fut imbibé de nouveau; le matin on lui présenta à manger; il prit du regain, but une pleine terrine d'eau, etc. Aujourd'hui, il est le plus beau et le mieux portant des animaux de mon labour. »

Signé LARROUY.

N° 54.—A Monsieur Labarraque, *pharmacien à Paris.*

C'est autant pour rendre service à l'agriculture en général, que pour vous remercier des excellents conseils que vous avez bien voulu me donner, sur l'emploi de votre chlorure d'oxide de sodium, que je vous adresse le précis exact, autant qu'il est en mon pouvoir de le faire, des divers résultats que j'ai obtenus avec votre chlorure, et des observations que j'ai faites sur l'usage de cette bienfaisante liqueur, encore inconnue de la plupart des habitants des campagnes.

Chevaux.

Il arrive quelquefois qu'en dépit de ses connaissances, un cultivateur achète un cheval morveux, galeux ou ayant eu le farcin.

Ces diverses maladies, même lorsque l'animal paraît dans le plus parfait état de santé, peuvent se communiquer à toute une écurie et la perdre. J'ai toujours évité les inconvénients qui peuvent résulter des acquisitions de chevaux inconnus, en ayant soin de faire mettre séparément d'abord, les chevaux achetés en foire; de leur faire ensuite laver tout le corps et principalement les narines à plusieurs reprises, trois ou quatre fois par jour, avec de l'eau dans laquelle je mêlais une légère quantité de chlorure d'oxide de sodium, (un verre à boire dans un seau d'eau à peu près.) En laissant l'animal ainsi séparé une quinzaine, on peut le mettre ensuite à côté des autres chevaux sans rien craindre.

Je dois ajouter que j'ai acheté des chevaux galeux, que je les ai guéris avec des ablutions de chlorure (un huitième sur sept huitièmes d'eau), et que lorsqu'on achète des harnais qu'on soupçonne avoir servi à des chevaux infectés de quelque maladie, on évite la contagion, en lavant ces harnais à deux ou trois reprises dans de l'eau chlorurée au seizième.

Beaucoup de chevaux se blessent au poitrail ou au garrot, on a quelquefois l'imprudence de continuer à les faire travailler avec des plaies au vif; la chair se meurtrit, les mouches, la poussière et la sueur enveniment ces plaies, et quelquefois la gangrène s'y met. D'autres causes peuvent encore occasionner ou des plaies ou la gangrène. Lorsque je me suis aperçu à temps des blessures de mes chevaux, je les ai toujours guéris en faisant reposer ces animaux pendant quatre à cinq jours. Je lavais leurs plaies sept à huit fois par jour, avec de l'eau chlorurée au douzième, et tiède; je les privais d'avoine pendant ce temps, et ne leur donnais qu'une nourriture rafraîchissante. Si par malheur la gangrène s'est mise aux plaies, j'ai fait reposer les chevaux jusqu'à leur guérison complète, que j'ai obtenue en coupant les chairs gangrénées, et en faisant des ablutions fréquentes d'eau tiède chlorurée, au cinquième ou au sixième. Dans le commencement du traitement, je laissais dans la plaie, de la charpie imbibée d'eau chlorurée.

Pour la guérison des plaies, j'employais quelquefois, en même temps que l'eau chlorurée, lorsqu'elles me paraissaient par trop enflammées, et donnaient une suppuration prolongée, des émollients tels que l'eau de guimauve, de graine de lin ou de son.

On passe quelquefois des sétons aux chevaux ; et dans l'été, pour peu que les domestiques chargés de les soigner, négligent de laver l'exutoire, celui-ci dégage des miasmes fétides, qui dégoûtent les chevaux, leur ôtent l'appétit, attirent autour d'eux de grosses mouches qui les tourmentent et les rendent difficiles à gouverner. On obviera à tous ces inconvénients, en faisant ce que j'ai moi-même fait, c'est-à-dire, en lavant, quatre fois par jour, l'exutoire obtenu par le séton, avec de l'eau légèrement chlorurée.

Enfin, pour ce qui concerne les chevaux, j'ai toujours eu soin, depuis que vous m'avez fait connaître l'emploi du chlorure, d'en laver les places et objets ayant servi dans mes écuries à des chevaux étrangers, aussitôt qu'ils en étaient sortis, telles que la mangeoire et le râtelier, la longe et le licou, si on s'était servi des miens ; j'ai fait chaque semaine un lavage complet de mes écuries avec de l'eau très légèrement chlorurée ; même lorsque mes chevaux se portaient bien, et je n'ai jamais eu que quelques indispositions sans suite et sans gravité.

Vaches et Bœufs.

Pour ces animaux, le traitement des plaies et des maladies, est le même que pour les chevaux. J'ajouterai seulement, que je lavais les auges et les râteliers de mes vaches et bœufs, avec de l'eau chlorurée, plus souvent que ceux des chevaux; car ces animaux aiment la petite salaison que laisse le chlorure, lèchent leurs mangeoires, comme s'ils avaient le sentiment du bien-être qui doit en résulter pour eux, enfin ils mangent d'un meilleur appétit.

Il est bon, dans l'été, de laver les flancs et les narines des bêtes à cornes, avec de l'eau légèrement chlorurée, et d'en jeter souvent dans les vacheries. Ces bêtes souffrent plus de la chaleur que les chevaux, et le renouvellement d'air que procure le chlorure, est très favorable à leur santé et surtout à leur digestion.

A l'égard des veaux, j'ai une remarque importante à faire, j'en ai élevé beaucoup, et ce que je vais vous rapporter s'est renouvelé plusieurs fois dans mes étables.

Le veau est excessivement difficile à élever; le froid et surtout le chaud lui sont funestes. Il m'est arrivé plusieurs fois en été, par les temps orageux, de perdre un ou deux veaux, voici comment : si par malheur le veau vient d'être allaité au moment ou l'atmosphère est épaissie par les nuées, et où l'air est plein d'électricité, le lait qu'il a pris se coagule dans son estomac, il ne digère plus, de ses lèvres et de ses narines s'échappe une bave grasse et livide: il meurt étouffé par sa propre nourriture; rien ne peut le sauver de là. C'est surtout en 1834 que j'ai eu à déplorer des pertes de ce genre. Aussitôt que j'ai connu l'emploi du chlorure, j'ai essayé de prévenir de semblables pertes, j'ai mis dans les grandes chaleurs, mes plus jeunes veaux dans des étables fraîches; j'y ai laissé constamment un vase plein d'eau chlorurée au seizième ou au vingtième; j'ai renouvelé cet appareil, tous les quatre à cinq jours, et je n'ai eu, depuis ce temps, aucune perte du genre de celle que je viens de vous signaler, à regretter.

Moutons.

C'est surtout dans les bergeries, que les maladies contagieuses sont fréquentes et pernicieuses ; l'air concentré, les exhalaisons du fumier qu'on y laisse s'entasser tout un hiver, la laine, le suint, tout contribue à entourer les moutons de maux et de maladies.

Je ne dirai pas que j'ai guéri toutes les maladies qui se sont signalées dans mes bergeries, avec le chlorure, ni que je les ai toutes prévenues ; c'était une chose impossible, à cause du grand nombre de moutons que je n'ai pas pu surveiller et soigner moi-même, aussi facilement que les autres animaux domestiques. Cependant j'ai obtenu de bons résultats.

Les blessures des moutons mordus, soit par les chiens qui les gardent, soit par les loups, sont envenimées promptement, d'abord par le suint de la bête, la laine et la poussière, ensuite par la grande chaleur qui les accable dans leurs parcs, où on les laisse des journées entières, entassés les uns sur les autres, et exposés à l'ardeur du soleil ; en deux journées la plaie est gangrenée.

Avant de connaître l'emploi du chlorure, j'ai été obligé de faire tuer beaucoup de moutons mordus, dans la crainte de perdre la laine et la chair de l'animal, et en effet, ceux que je n'ai pas fait mettre à mort, ont été la proie des chiens, car ils sont morts des suites de leurs blessures.

Depuis que j'ai pu trouver dans le chlorure, un remède aux plaies des moutons, je n'en ai pour ainsi dire pas perdu ; je l'ai employé, à peu près comme pour les chevaux, en ayant soin de tondre complétement les parties environnant les plaies, qui sont presque toujours aux flancs, ou à la cuisse, car c'est là que les chiens et les loups mordent les moutons.

J'ai vu mon berger retirer des vers en grande quantité, de plaies noires et putréfiées ; en y mettant du chlorure coupé par moitié avec de l'eau, et en faisant des incisions, aussitôt que le sang reparaissait, j'étais sûr de la guérison de l'animal.

Les moutons sont souvent atteints de la gale, de la givrogne, du piétin ou mal blanc, de la clavelée ou claveau, la plus funeste et la plus dangereuse de leurs maladies.

La gale ne se guérit pas avec le chlorure, mais il peut contribuer à désinfecter les animaux. En ayant soin de les tondre, de les laver souvent avec de l'eau chlorurée au seizièm , on obtient une guérison plus prompte, et de plus, si on n'a pas d'endroit séparé pour mettre les moutons galeux, et préserver le reste du troupeau de la contagion, le chlorure est indispensable. Il faut avoir soin, tant que les galeux ou ceux qui ont la givrogne ne sont pas complétement guéris, de laver les autres moutons une fois par jour. J'ai essayé ce moyen, en mettant dans un même endroit trois moutons, l'un galeux, l'autre ayant la givrogne, et le troisième parfaitement sain. Tant que les deux premiers n'ont pas été complétement guéris (car c'est l'affaire d'une quinzaine en les soignant assiduement), j'ai lavé le dernier régulièrement tous les jours avec de l'eau chlorurée, et il est sorti sain et sauf de toute contagion.

Lorsque l'on s'aperçoit que dans une bergerie, quelques bêtes ont le piétin, dit mal blanc, ou la clavelée, il faut immédiatement les retirer et les mettre dans un lieu séparé, en leur faisant subir le traitement prescrit pour ces maladies, qui sont, je crois, tout à la fois contagieuses et épizootiques; il est indispensable de répandre tous les jours, tant sur les animaux atteints que dans le lieu où ils sont, de l'eau fortement chlorurée. On en fait autant dans la bergerie, ou sur les bêtes non atteintes, et on les préserve ainsi de la maladie.

Si quelqu'un des malades meurt, il faut avoir soin de l'enterrer assez avant dans la terre, en ayant la précaution de désinfecter le cadavre avec de l'eau chlorurée, car les chiens pourraient le déterrer, en manger, mordre ensuite les moutons non malades, et leur communiquer la maladie par la dent.

Ces deux maladies, et surtout la clavelée, sont tellement dangereuses et redoutées, que lorsqu'un troupeau en est atteint dans une commune, son propriétaire est obligé de le garder à la bergerie, ou s'il le sort, de le mener paître pendant plusieurs mois dans une partie du territoire qu'on lui assigne, en suivant un chemin duquel il ne peut se détourner. S'il lui meurt des moutons atteints de ces maladies, il doit les enterrer très profondément, de manière à ce que les chiens ne puissent pas les déterrer, et surtout qu'ils n'exhalent pas de miasmes fétides ; de plus il doit laisser visiter ses troupeaux, un certain nombre de fois par semaine et à ses frais, par les vétérinaires qu'il plaît aux autres cultivateurs de choisir. Faute par lui de se conformer à ces prescriptions, il est garant et responsable des pertes que pourraient essuyer les autres cultivateurs, par suite de sa négligence ou de sa mauvaise volonté.

Le troupeau d'un de nos voisins a été atteint de la clavelée; j'ai tremblé pour le mien; cependant je l'ai préservé en répandant quotidiennement de l'eau chlorurée dans mes bergeries, et en en jetant sur mes moutons. Lorsque des moutons malades, soit de la gale, ou de la givrogne, soit du piétin ou du claveau, ont occupé un lieu quelconque, il suffit, pour introduire d'autres moutons dans l'endroit où les malades ont séjourné, et les préserver, d'enlever le fumier totalement, de laver le pavé, les murs, râteliers, mangeoires, avec de l'eau chlorurée au seizième, à deux ou trois reprises; de laisser pendant quelque temps avant de faire entrer les moutons dans le lieu, un vase rempli d'eau ainsi chlorurée.

J'ai beaucoup employé et fait employer ce moyen à mes voisins; il a toujours réussi.

Enfin les moutons, ne fussent-ils atteints d'aucune maladie; il est toujours bon de répandre de temps en temps de l'eau chlorurée dans les bergeries. Par ce moyen on renouvelle l'air, et on chasse les miasmes produits par le fumier amoncelé quelquefois à une hauteur de 50 à 60 centimètres, et par la quantité d'animaux vivants pressés les uns sur les autres dans le même lieu.

Je ne dirai pas que j'ai préservé mes troupeaux de toutes maladies avec le chlorure; mais ce que je puis affirmer, c'est que j'ai eu peu de cas graves, et que j'ai perdu très peu de moutons, depuis qu'au moyen des assainissements et remèdes que le chlorure m'a fourni, j'ai pu entourer ces animaux de soins constants et efficaces, ce qui jusque-là m'avait été impossible, faute de moyens.

Porcs.

Les porcs sont ordinairement relégués dans des toits humides et malsains; si vous leur donnez une habitation pavée, ils arrachent le pavé; si vous leur mettez de la litière, ils la rongent et sont constamment dans la malpropreté. Dans les interstices du pavage de leurs toits, ou dans les trous qu'ils font, séjourne une eau croupie et infecte, qui corrompt l'air et occasionne chez eux des maladies, entre autres celle connue sous le nom de mal de bois.

J'en ai perdu plusieurs de cette maladie, qui n'est autre chose qu'une coagulation du sang de l'animal. Depuis que j'ai pu faire laver les toits de mes porcs avec de l'eau chlorurée, et qu'il m'a été possible, en pratiquant une niche dans leurs habitations, et hors de leur portée, d'y laisser séjourner un vase rempli d'eau chlorurée, que j'ai renouvelée tous les cinq jours, je n'ai eu aucun de ces animaux malade.

Volailles.

La volaille, notamment la poule, est sujette à quelques maladies, c'est presque toujours en été qu'elles se manifestent. On les évitera, en ayant soin de ne pas laisser s'amonceler de fiente dans les volaillers, et en y jetant de temps en temps de l'eau chlorurée au seizième. Cette seule précaution suffit pour renouveler l'air et préserver les volailles des maladies épizootiques ou contagieuses.

Voila le résumé fidèle des expériences que j'ai faites avec votre liqueur; elle possède, je n'en doute pas, d'autres propriétés que je n'ai pas été à même de constater, et bien que vous ne m'ayez pas demandé ce rapport, je prends la liberté de vous l'envoyer, parce que je sais que vous vous intéressez au bien-être des hommes, non-seulement à cause d'eux-mêmes, mais à cause de leurs propriétés; c'est donc vous prouver ma gratitude pour les services que vous m'avez rendus, que de vous mettre à même d'étendre encore, si cela est possible, les bienfaits qu'ont déjà produits votre science et votre philanthropie.

Je désire vivement, que les cultivateurs éclairés, s'ils viennent un jour à avoir connaissance de mes expériences, en fassent leur profit, et tâchent, par l'influence qu'a toujours le raisonnement sur l'ignorance, d'amener ceux de leurs confrères qui sont moins clairvoyants qu'eux, et par conséquent plus difficiles à faire entrer dans la voie des progrès et des améliorations, à se servir du chlorure comme je l'ai fait. Avec les Sociétés d'agriculture qui s'organisent tous les jours, et sont composées d'hommes intelligents, instruits et mus par le désir de faire le bien, surtout avec votre concours, j'ose espérer que notre pays atteindra ce but.

Agréez, etc., etc.

Signé H. Themun de Limoges.

Villecerf, le 25 mars 1836.

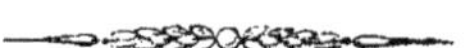

RÉSUMÉ.

Les faits relatés dans les différentes parties de cette brochure, se trouvent, en quelque sorte, résumés dans les circulaires suivantes de M. le ministre de l'intérieur et de M. le directeur général des travaux publics de Paris.

Voici le texte de ces pièces officielles.

N° 55. — Circulaire de M. le conseiller d'Etat, directeur général des travaux publics de Paris à MM. les architectes de sa direction.

17 octobre 1825.

Dans la brochure que j'ai l'honneur de vous adresser, M. Labarraque, l'un de nos chimistes les plus distingués, fait un exposé succinct de quelques-uns des résultats heureux de l'emploi des chlorures d'oxides. Cette courte analyse, appuyée, d'ailleurs, d'un très grand nombre d'autres expériences satisfaisantes, qui n'ont pu y être relatées, suffira pour vous faire apprécier les avantages de ce puissant désinfectant, et je ne doute pas que vous ne vous empressiez d'en faire usage, toutes les fois que l'occasion s'en présentera, dans les caves, fosses d'aisances, puisards, égouts, etc., etc.

Je désire, Monsieur, que vous le prescriviez, d'une manière positive, à MM. les inspecteurs et sous-inspecteurs sous vos ordres. Je tiens expressément à ce que cette injonction soit scrupuleusement exécutée, et je rendrai MM. les architectes responsables des accidents qui pourront résulter de l'oubli de cette mesure.

J'ai, etc.

Signé vicomte HÉRICART DE THURY.

MINISTÈRE DE L'INTÉRIEUR.

ADMINISTRATION GÉNÉRALE DES ÉTABLISSEMENTS D'UTILITÉ PUBLIQUE ET DES SECOURS GÉNÉRAUX.

Nº 56.—*Circulaire de M. le Ministre, à MM. les préfets des départements.*

17 octobre 1825.

Monsieur le préfet,

J'ai l'honneur de vous transmettre plusieurs exemplaires d'un ouvrage publié par M. Labarraque, pharmacien à Paris, sur les propriétés des chlorures d'oxides, considérés comme moyens de désinfection.

Le procédé de M. Labarraque présente des avantages incontestables sur l'emploi du chlore gazeux, et sur tous les autres désinfectants recommandés jusqu'à ce jour. L'auteur en a fait les applications les plus nombreuses et les plus variées, et les succès qu'il a obtenus lui ont mérité d'honorables suffrages.

Le mémoire que je vous transmets indique quelques-uns des cas où l'on s'est servi avec le plus grand succès des chlorures, pour détruire des exhalaisons insalubres et pour remédier aux accidents dont elles sont la cause. De là, il est facile de déduire les propriétés désinfectantes dont ces substances sont douées, et l'expérience prouve en effet, qu'on peut s'en servir utilement dans les lazarets, les hospices, les prisons, les dépôts de mendicité, les salles de dissection, les ateliers nombreux, et particulièrement dans ceux où l'on opère sur des matières animales. On peut encore les employer avec avantage pour désinfecter les lieux habités par des varioleux, et pour atténuer les effets des épidémies, des contagions, des épizooties; il convient surtout d'en faire usage, quand on est dans la nécessité d'exhumer des cadavres par ordre de l'autorité judiciaire; quand diverses circonstances obligent de retarder les inhumations, ou accélèrent la développement de la putréfaction ; c'est enfin un remède efficace dans certaines asphyxies.

D'après toutes ces considérations, je crois devoir appeler votre attention sur le procédé de M. Labarraque, et sur les moyens à prendre pour en répandre la connaissance dans votre département. Je vous invite à en recommander l'emploi dans les établissements publics ou particuliers, et dans les différents cas où il peut recevoir une utile application.

A cet effet, indépendamment des instructions que vous adresserez aux fonctionnaires ou aux administrations placés sous votre autorité, vous pouvez faire publier, sous forme d'affiches, un extrait du mémoire de M. Labarraque, indiquant succinctement les propriétés désinfectantes des chlorures d'oxides et la manière de les employer.

Les exemplaires que je vous transmets, doivent être répartis entre les divers chefs-lieux d'arrondissement, et les administrations sanitaires de votre département.

Agréez, etc.

Pour le Ministre, le directeur,

Signé comte DE BOISBERTRAND.

A M. le préfet du département de. . . .

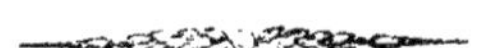

www.ingramcontent.com/pod-product-compliance
Ingram Content Group UK Ltd.
Pitfield, Milton Keynes, MK11 3LW, UK
UKHW021110260726
13994UKWH00002B/834

9 782329 579290